AF323248

Guía fácil de masaje

Denise Whichello Brown

Guía fácil de masaje

Traducción de Carme Geronès y Carles Urritz

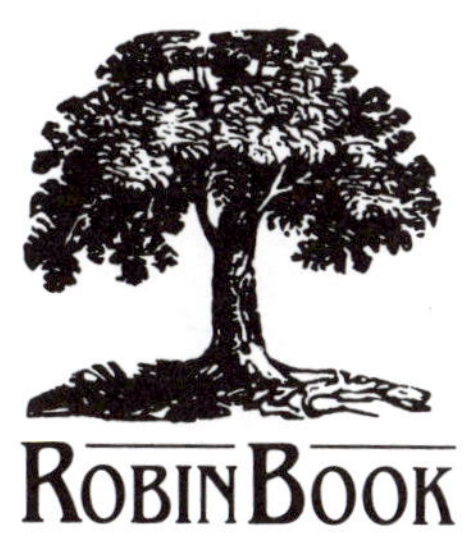

Título original: *Massage.*

© 1996, Denise Whichello Brown.
© 1998, Ediciones Robinbook, SL.
   Aptdo. 94.085 - 08080 Barcelona.
Diseño cubierta: Regina Richling.
Fotografía: Stephen Curtis, Regina Richling.
ISBN: 84-7927-284-8.

Depósito legal: B-30.394-98
Impreso por LiberDuplex, C/. Constituciò, 19 - Bloc 8 - Local 19
08014 Barcelona

Impreso en España - *Printed in Spain*

Para Garry, Chloé y Thomas

Introducción

El masaje constituye una terapia instintiva que todo el mundo puede aprender. El libro tiene como objetivo estimular la capacidad natural del lector y proporcionarle los conocimientos y habilidades para practicar, con efectividad y sin riesgo alguno, con la familia y las amistades. La información que contienen sus capítulos será también de utilidad para quienes estudien o practiquen terapias.

Todos nosotros utilizamos nuestra capacidad innata en el roce terapéutico en nuestra vida cotidiana. Cuando tenemos dolor de cabeza, de forma instintiva nos frotamos la zona de alrededor del cuello y las sienes a fin de calmar el dolor y la tensión. Cuando nos hacemos daño en una rodilla o nos pegamos un golpe en el codo, la primera reacción es la de efectuar un masaje en la parte afectada para aliviar el dolor. Los niños se sujetan y friccionan la barriga cuando notan dolor de estómago, y con el tiempo el dolor remite. El padre o la madre ponen la mano sobre la frente del niño que tiene fiebre para comprobar si ha subido mucho la temperatura y le efectúan un ligero masaje como respuesta a las sacudidas y el llanto de aquél.

El poder curativo del masaje terapéutico se utiliza también para los problemas emocionales. A fin de consolar a un amigo o pariente angustiado, lo abrazamos, lo estrechamos o acariciamos para ofrecerle seguridad, apoyo y confianza en su malestar.

No hay que considerar el cuerpo y la mente como compartimientos estancos. Los síntomas físicos, como la jaqueca o la fatiga constantes, indican a menudo lo que sucede «en nuestra mente». Los músculos se contraen y se tensan como respuesta al enojo y a la ansiedad, y se aflojan cuando aceptamos lo que nos está ocurriendo. El cuerpo físico encierra toda una vida de experiencias y emociones: nacimiento, infancia, placer y dolor, conmoción, frustración, miedo, pesar, alegría y mucho más. El masaje constituye un excelente medio que nos permite ser más conscientes de lo que ocurre en nuestro interior.

La importancia y la necesidad del contacto se reflejan en nuestro lenguaje cotidiano. Hablamos de «roces» cuando intentamos expresar determinadas reacciones. Pedimos a nuestros amigos que mantengan el «contacto» o «permanezcan en contacto» con nosotros. Hablamos de «estar en contacto» o «fuera de contacto» con los propios sentimientos. Explicamos que algo «nos toca de cerca» o que alguien es de «mírame y no me toques». Incluso experimentamos «sentimientos viscerales» sobre situaciones concretas.

El contacto es esencial para nuestro desarrollo y bienestar. Se trata del primer sentido que desarrollamos en el útero; el primer tacto mientras el feto se desarrolla en el útero mejora el desarrollo del sistema nervioso y estimula la comunicación y el vínculo entre la madre y el hijo. Los pequeños necesitan que sus padres los abracen para sentirse seguros y tener conciencia de hasta qué punto los aman.

1

Historia y cualidades beneficiosas del masaje

Historia

La historia nos demuestra que el masaje es la forma más antigua de medicina que conocieron los seres humanos. Sin embargo, los orígenes del término «masaje» no están muy claros. Se ha apuntado que podría proceder de la palabra árabe *mash*, que significa «apretar con suavidad». Otra teoría se inclina por su derivación a partir del término griego *massein*, que significa «amasar». Podría proceder también del término francés *masser*, que significa «lavar el pelo».

En China, el texto médico más antiguo documentado, el *Nei Ching*, escrito por el Emperador Amarillo, incluye una serie de referencias en cuanto a la utilización del masaje con fines curativos. Tenemos, asimismo, pruebas de ello en Egipto, donde encontramos ilustraciones de masajes en los pies y en las manos en un mural de la tumba de un médico, en Saqqara, que se remontan al 2330 a.C. La medicina ayurvédica india, que data de alrededor del 1800 a.C., hace también referencia al masaje.

Disponemos de pruebas que nos indican que el masaje era encarecidamente recomendado por los médicos griegos y romanos. Sócrates, Platón y Heródoto ensalzaron las virtudes del masaje. Los griegos y los romanos conocían la anatomía y la fisiología del cuerpo humano, y en realidad la mayoría de términos anatómicos que se usan normalmente tienen origen griego o romano. A principios del siglo v a.C., el médico griego Hipócrates, conocido como el «padre de la medicina», escribió que con «la frotación puede encajarse una articulación demasiado suelta y soltar una articulación excesivamente rígida... la fricción dura encaja, el exceso de fricción puede deteriorar alguna parte y la fricción moderada fomenta el desarrollo». El médico griego Asclepíades combinó el masaje y el ejercicio en sus tratamientos. Plinio, célebre naturalista romano, recibía masajes con regularidad para aliviar su asma. Galeno, el médico del emperador romano, recetaba masajes a los gladiadores lesionados y como preparación para el combate en la arena. Celcus, también médico romano, recomendaba el masaje para aliviar el dolor y fortalecer las extremidades. Escribió que «el dolor crónico en la cabeza se calma frotando la propia cabeza» y que «una extremidad paralizada se fortalece con la fricción». Julio César, que padecía neuralgia, recibía tratamiento diario para esta enfermedad y los dolores de cabeza. Tras la caída del Imperio romano no encontramos apenas pruebas documentadas hasta la Edad Media. Desgraciadamente el masaje decayó en esta época por el hecho de que la Iglesia atacaba los «placeres del cuerpo». Por fortuna emergió de nuevo después del Renacimiento. Médicos como el doctor Ambrose Paré, francés, contribuyeron a establecerlo de nuevo en el mundo de la medicina. El masaje se consideró una parte importante de dicha ciencia.

A comienzos del siglo XIX, el profesor sueco Per Henrik Ling (1776-1839) desarrolló una técnica conocida con el nombre de «masaje sueco». Estableció en Estocolmo un centro de formación en masajes y gimnasia curativa, y en 1877 el doctor Mitchell introdujo el masaje sueco en los EE. UU. En 1894, en Gran Bretaña se fundó la Society of Trained Masseuses. En 1934 dicha sociedad pasó a ser la Chartered Society of Physiotherapists. Por desgracia con la llegada de los distintos tratamientos eléctricos la utilización del masaje fue desapareciendo poco a poco de los planes de estudios de las escuelas de fisioterapia ortodoxas. Hoy en día los fisioterapeutas de los hospitales no utilizan tanto el masaje. Es una lástima que los fisioterapeutas de los hospitales no dispongan de tiempo para dedicar media hora a cada paciente: el mínimo período imprescindible para un tratamiento a base de masaje.

Hoy en día el masaje se ha ido popularizando y los terapeutas no sólo trabajan en sus consultas privadas y en los centros de salud y belleza, sino también en hospitales y asilos. Consideran la electroterapia más como un tratamiento complementario al trabajo del masaje que como un sustituto. Lentamente, la imagen más bien «sórdida» y sexual del masaje practicado en «salones de masaje» se ha ido transformando. Los fisioterapeutas trabajan en la actualidad en colaboración con los profesionales de la medicina y gozan del respeto que se merecen. Un fisioterapeuta titulado debe recibir una formación global que incluye tanto la anatomía y la fisiología como el masaje. Hacen falta años de experiencia para conseguir la sensibilidad y la profesionalidad imprescindibles.

Sus cualidades beneficiosas

El masaje es un antiguo arte curativo con múltiples cualidades beneficiosas para todos los sistemas del cuerpo, como veremos seguidamente.

El sistema nervioso puede influirse a fondo por medio de la aplicación del masaje. Sus efectos pueden ser apaciguantes y sedantes, pues proporciona alivio a la irritabilidad nerviosa. Las alteraciones como el insomnio, la tensión, los dolores de cabeza y otras enfermedades relacionadas con la tensión, responden al poder curativo del toque cuando la paz y la armonía vuelven a la mente trastornada. Por otra parte, los efectos del masaje sobre los nervios pueden resultar estimulantes, al crear un aumento de la actividad en los músculos, los vasos sanguíneos y las glándulas que ellos rigen. Sus ventajas son incalculables en casos de letargo y fatiga.

El sistema muscular se beneficia enormemente del masaje. Los músculos mantienen un equilibrio en la relajación y la contracción. Ciertos movimientos en el masaje relajan y estiran los músculos y los tejidos blandos del cuerpo, y reducen la tensión muscular y los calambres. Los tejidos fibrosos, las adherencias y el tejido de cicatrices pueden abrirse para limpiarles las acumulaciones de residuos. Cuando se contraen los músculos, se eliminan los productos tóxicos. Otros movimientos conllevan la contracción de los músculos y estimulan el buen tono muscular. Por medio de la contracción y relajación muscular se reducen la fatiga y la rigidez del músculo debida al exceso de actividad y resultante del aumento de sustancias tóxicas en el interior de los músculos.

El sistema del esqueleto se fortalece por medio del masaje. El masaje afecta de forma indirecta a los huesos. La mejora de la circulación de la sangre y la linfa en los músculos contribuye en beneficio de la circulación en los huesos subyacentes, al intensificar su nutrición y desarrollo. Se alivian las rigideces de las articulaciones y los dolores procedentes de dolencias como la artritis proporcionando comodidad y facilidad de movimiento.

El sistema circulatorio se beneficia también del masaje. Éste alivia la presión de las arterias y venas, acelerando la circulación de la sangre a través del sistema y aliviando los efectos de un flujo sanguíneo deficiente y los problemas cardíacos. Se fortalece el latido del corazón, disminuye el índice de pulsaciones y se reduce la tensión alta.

El sistema linfático se estimula y se acelera el flujo de linfa a través de dicho sistema. Con los toques del masaje se eliminan rápidamente las sustancias residuales y perniciosas que han acumulado nuestros cuerpos cuando han sufrido excesiva tensión. Cuando sufrimos heridas, a menudo se acumulan los edemas (hinchazones), que hay que extender hacia la circulación linfática. El masaje puede vaciar los conductos linfáticos y permitir que se disipe la hinchazón. Cuando dicho fluido queda estancado, se convierte en semisólido y le resulta imposible circular por los conductos linfáticos. Por ello, se adhiere a los tejidos de alrededor (músculos, huesos, tendones, ligamentos), formando lo que conocemos como «adherencias». Cuando se forma una adherencia en una articulación, se limita de forma permanente el movimiento.

El sistema respiratorio responde aumentando su actividad en los pulmones al estimularlo por medio del masaje. En el curso del tratamiento, la respiración se hace más lenta y profunda. Siempre que sea necesario, pueden estimularse las secreciones mucosas y bronquiales para que abandonen los pulmones por medio de movimientos de percusión en la espalda y por encima de los pulmones.

El sistema digestivo responde cuando el masaje estimula la actividad peristáltica (movimiento de ondeo) en el colon, facilitando la eliminación de la materia fecal y combatiendo el estreñimiento. Fortalece las paredes musculares de intestinos y abdomen y estimula la secreción de los jugos digestivos del hígado, páncreas, estómago e intestinos. Además de facilitar la digestión y la eliminación de los alimentos, el masaje aumenta la absorción de los alimentos digeridos.

La piel. Tanto su actividad como su nutrición sacan un gran partido del masaje. Con él se estimulan el sudor y las glándulas sebáceas, mejorando su función y asegurando la eliminación de los residuos. Al desaparecer las células muertas de la piel, se estimula la abertura de los poros, lo que permite una mejor respiración de la piel, y con ello se le confiere tersura y elasticidad. Se mejoran muchísimo el estado, la textura y el tono de la piel; siguiendo uno de estos tratamientos, la piel recupera su salud y brillo.

El sistema genitourinario. Por medio del masaje abdominal y en la parte inferior de la espalda se estimula la actividad de los riñones, con lo que se aumenta la eliminación de los residuos y se reduce la retención de líquidos.

El sistema reproductor también puede mejorarse. El masaje abdominal y en la parte inferior de la espalda ayuda a aliviar problemas menstruales, como dolores durante el período, el síndrome premenstrual y los síntomas de la menopausia.

El masaje es un excelente tratamiento preventivo, esencial para el mantenimiento de la salud y la forma física. Siempre es mejor prevenir que curar. En la actualidad cada día son más los que se plantean terapias naturales para conseguir la idea del bienestar como medio para vivir una vida larga, feliz y armónica, libre de enfermedades.

2
Preparación del entorno

Es importante tener en cuenta el entorno en el que llevaremos a cabo el tratamiento de masaje. Una cuidadosa preparación y un lugar adecuado mejorarán un buen masaje. Tanto quien lo da como quien lo recibe deben sentirse relajados desde el principio. Tendremos siempre en cuenta que debemos tener al alcance toallas, cojines y aceites, para no perder el contacto y romper el hilo de la acción. Nunca se llevará a cabo un masaje con prisas.

Paz y tranquilidad

Son dos ingredientes vitales. Elegiremos un espacio de tiempo durante el que nada nos distraiga. Las interrupciones y distracciones desconciertan, alteran la concentración e interrumpen el fluir de los movimientos durante el masaje. Desconectaremos el teléfono y diremos a los amigos o familiares que no nos interrumpan. Puede que nos apetezca una tranquila música de fondo, si bien eso es algo muy personal. Los hay que prefieren el silencio.

Pulcritud

Nos lavaremos las manos antes del tratamiento, pues cualquier cosa pegajosa podría resultar desagradable a quien lo está recibiendo. Las uñas de la persona que da el masaje tienen que estar recortadas al máximo. No debe llevar joyas en las manos. Los anillos, brazaletes y relojes podrían arañar la piel de quien recibe el masaje.

Calidez

La habitación no debe tener corrientes de aire y tiene que estar cálida aunque bien ventilada. Nada destruye con más rapidez un masaje que el frío: cuando sentimos frío no podemos relajarnos. Calentaremos la habitación antes del tratamiento y, a medida que baje la temperatura del cuerpo del receptor, nos aseguraremos de que tenemos a mano las toallas necesarias. Se mantendrán todas las partes del cuerpo de quien recibe el masaje cubiertas excepto aquella en la que se esté trabajando. Si el que imparte el masaje nota las manos frías, intentará calentárselas.

Luz

Una luz suave e indirecta creará la atmósfera ideal. El brillo de la luz sobre el rostro de quien recibe el masaje impediría la relajación y causaría tensión alrededor de los ojos. Las velas resultan muy adecuadas y también las bombillas de colores. Las elegiremos en tonos pálidos rosas, azules, verdes, naranjas o liláceos.

Color

Los colores más terapéuticos para el entorno del masaje son los tonos pastel: rosa, azul, verde o naranja pálidos, tanto para la decoración como para las toallas. Los colores intensos como el rojo suelen generar agresividad e inquietud.

Vestidos

Vestiremos ropas holgadas, pues nos permitirán facilidad de movimiento y el lugar donde trabajaremos estará caldeado. El mejor color de vestido para dar un masaje es el blanco, pues reflejará cualquier negatividad (emociones negativas) liberada por la persona a quien se está tratando. Siempre que sea posible se irá descalzo, o como máximo con zapatos planos. La persona que recibe el masaje se desnudará hasta el punto que le resulte cómodo. Hay que tener en cuenta que se cubrirán todas las zonas en las que no se está trabajando, lo que proporciona sensación de seguridad y confianza.

Toques finales

Las flores frescas añadirán aroma al lugar, pero también podemos quemar incienso o aceites esenciales antes del tratamiento. Los cristales resultan también útiles para el entorno. El cuarzo rosado relaja y calma, y la amatista absorbe la negatividad física y emocional.

El equipo

La superficie del masaje

Podemos trabajar en el suelo utilizando una superficie firme pero suficientemente acolchada, lo que nos permitirá dar el masaje donde deseemos. Colocaremos en el suelo una pieza de espuma amplia y gruesa, o bien dos o tres mantas o un edredón grueso. Durante el masaje hay que usar una cantidad suficiente de cojines. Cuando la persona que recibe el masaje esté tumbada boca arriba, colocaremos un cojín debajo de su cabeza y otro debajo de las rodillas para disminuir la presión de la parte inferior de la espalda (véase fig. 2.1).

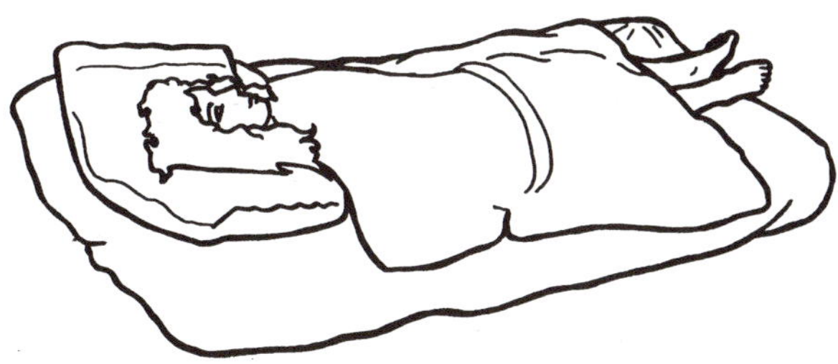

Fig. 2.1

Cuando esté tumbada boca abajo, colocaremos un cojín debajo de sus pies, uno debajo de su cabeza y hombros y, si se desea, otro debajo del abdomen (véase fig. 2.2).

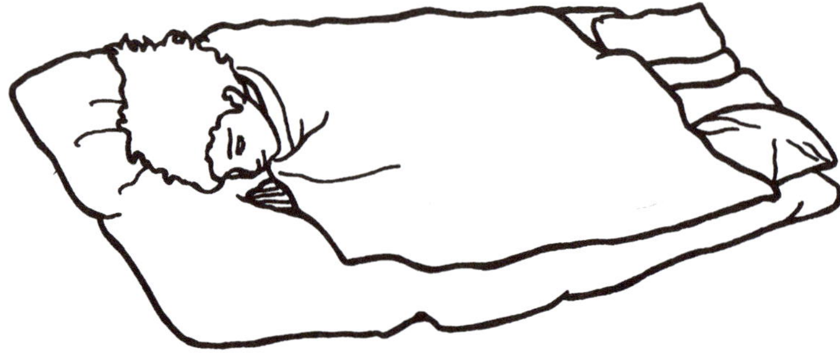

Fig. 2.2

Siempre tendremos a mano algo donde arrodillarnos para evitar un posible dolor de rodillas. Es una buena idea, si tenemos el infortunio de padecer problemas de espalda o de rodillas, dotarnos de un sofá portátil. Con él nos cansaremos mucho menos y alcanzaremos con más facilidad el cuerpo de quien recibe el masaje. También podemos improvisar un sofá utilizando la mesa de la cocina, si su altura nos es suficientemente confortable.

Nunca usaremos una cama, puesto que la mayoría resultan demasiado blandas y anchas para el masaje y cualquier presión que realizásemos sería absorbida por el colchón.

Los aceites de transporte

Creo que la utilización del aceite constituye la única forma realmente efectiva de realizar un masaje. Con él, nuestras manos se deslizarán suavemente sobre la piel y los movimientos fluirán más libremente. Por otro lado, los aceites también evitan las raspaduras en la piel. No hay que dejar, al finalizar el masaje, demasiada cantidad de aceite sobre la piel de quien lo recibe. Algunas personas prefieren utilizar polvos de talco, aunque yo lo considero algo restrictivo y su inhalación no resulta agradable, ni para quien da el masaje ni para quien lo recibe.

Hay quien rechaza el uso de cualquier tipo de sustancias de refuerzo, pero sin ellas el masaje puede resultar incómodo y los movimientos no son tan suaves, especialmente en el caso de individuos vellosos. Por otro lado, el masaje con aceite suaviza y tersa la piel. Teniendo en cuenta la existencia de opiniones tan dispares, lo mejor es que cada cual utilice las sustancias con las que se sienta cómodo.

El aceite de transporte (también conocido como aceite de base o aceite graso) que escojamos debería ser siempre de origen vegetal y prensado en frío (que no esté fabricado con productos químicos), sin refinar y sin aditivos. Los aceites de transporte prensados en frío y sin refinar contienen vitaminas, minerales y ácidos grasos y, por consiguiente, nutren la piel. Cuanto más tratado esté un aceite vegetal retendrá menor cantidad de su contenido vitamínico. No recomiendo el uso de aceite mineral, como el aceite comercial para niños, puesto que no se absorbe con tanta facilidad. Las moléculas del aceite vegetal se absorben con más facilidad a través de los poros de la piel, mientras que el aceite mineral suele obstruirlos.

También es recomendable mezclar algunos tipos distintos de aceites vegetales para realizar una fórmula terapéutica. Si se desea, se pueden utilizar, sin mezclarlos, los aceites vegetales más ligeros (por ejemplo el aceite de almendras dulces, de orujo de uva, de alazor, de girasol o de soja), o bien pueden constituir la proporción más alta en la mezcla del aceite para el masaje. Pueden añadirse aceites más densos y más ricos, que normalmente son más caros, para aumentar la absorción y la nutrición de la piel. Los aceites densos suelen ser demasiado pesados y pegajosos si se utilizan solos en un tratamiento completo. He aquí mi receta favorita para una mezcla especial de aceite de transporte:

Para una botella de 100 ml, añadiremos

una cucharadita (aproximadamente 5 ml) de aceite de pulpa de albaricoque,
una cucharadita de aceite de aguacate,
una cucharadita de aceite de caléndula,

una cucharadita de aceite de primavera,
una cucharadita de aceite de yoyoba,
una cucharadita de aceite de pulpa de melocotón, y
una cucharadita de aceite de germen de trigo.

Llenaremos el resto de la botella con aceite de almendras dulces. Todos los aceites de transporte de mi «mezcla especial» son, por sí mismos, muy terapéuticos.

El aceite de almendras dulces

Contiene gran cantidad de vitaminas, minerales y ácidos grasos y es muy provechoso para todo tipo de pieles. Resulta especialmente beneficioso para las pieles secas, sensibles, inflamadas o prematuramente envejecidas. Se puede utilizar, sin mezclarlo, como aceite de base. El aceite de almendras dulces es bastante conocido y a menudo constituye la proporción más elevada de una mezcla para masaje. Este aceite, de color amarillo pálido y poco oloroso, es el predilecto de la industria cosmética: ¡ya era utilizado por Josefina, la esposa de Napoleón!

El aceite de pulpa de albaricoque
y el de pulpa de melocotón

Son excelentes para todo tipo de pieles. Sus propiedades nutritivas los convierten en una elección ideal para un aceite facial, especialmente cuando se trata de cutis secos o sensibles. Si bien los he incluido en mi mezcla, también se pueden utilizar solos, aunque resultan más caros que el aceite de almendras dulces.

El aceite de aguacate

Tiene un precioso color verde oscuro, si no está refinado, y contiene vitamina D, proteínas, lecitina y ácidos grasos. A pesar de su espesor, penetra bien y tiene propiedades curativas y calmantes para todo tipo de pieles. Es especialmente beneficioso para las pieles secas y deshidratadas, con arrugas o eczemas. Normalmente constituye el 10% o menos de una mezcla.

El aceite de caléndula

Tiene propiedades antiinflamatorias, astringentes, hormonales, curativas y calmantes. Está especialmente indicado para eczemas, psoriasis, erupciones, venas rotas y fibrosas, venas varicosas, heridas, cicatrices, úlceras de decúbito, cardenales y pieles sensibles. La crema de caléndula es muy utilizada por los homeópatas. Normalmente el aceite de caléndula representa el 10% de una mezcla.

El aceite de primavera

Cada vez es más popular, a pesar de tener un precio elevado. Contiene un ingrediente terapéutico llamado ácido gammalinoleico (AGL), así como vitaminas y minerales. Está recomendado para aliviar el SPM (síndrome premenstrual), los problemas de la menopausia, la EM (esclerosis múltiple), las dolencias de corazón, los niveles de colesterol altos, los eczemas y la psoriasis. Es excelente para estimular y regenerar la piel. Normalmente constituye el 10% de una mezcla. A menudo se administra el aceite de primavera en forma de cápsulas.

El aceite de yoyoba

Es un aceite espeso y amarillo, rico en proteínas y minerales. Nutre, hidrata y penetra profundamente en la piel y es perfecto como aceite facial o para el cabello. El aceite de yoyoba resulta muy beneficioso para las pieles con acné o eczemas, con sequedad, inflamadas o con psoriasis y, en suma, para todo tipo de pieles. Se suele utilizar, por regla general, un 10% en la mezcla.

El aceite de germen de trigo

Un rico aceite, de color marrón anaranjado, de un valor inestimable para cualquier mezcla. Es antioxidante y, por ello, evita que el aceite se vuelva rancio. Es un conservante ideal. Tiene proteínas, minerales y vitaminas, y es especialmente célebre por su contenido en vitamina E. Sus propiedades nutritivas son muy útiles para combatir el envejecimiento prematuro de la piel, los eczemas y la psoriasis. También ayuda a prevenir las estrías. En una mezcla suele constituir el 10% del total.

Entre los aceites de base que se pueden incluir en una mezcla de transporte se encuentran, entre otros, el aceite de avellana, el de corazoncillo, de macadamia, de oliva, de cacahuete y de escaramujo.

La compra de aceites de base

Los aceites de transporte tienen precios muy variables: el aceite de primavera, por ejemplo, es cuatro veces más caro que el de almendras dulces.

Hay que buscar siempre aceites vegetales de transporte «prensados en frío». Cuando el aceite virgen proviene de la primera prensada es de mayor calidad y contiene una cantidad más elevada de vitaminas y minerales. Después de la primera prensada, es posible que el aceite de base se trate con calor o sintéticamente para eliminar aroma o color, con lo que su contenido en vitaminas y minerales se ve drásticamente reducido. Los mejores aceites de base son los «prensados en frío», y normalmente tienen un color vivo y un aroma característico.

Cuando se combinan aceites esenciales con un aceite de transporte, el contenido de aceite esencial suele representar entre un 1% y un 3% de la mezcla. Hay que tener en cuenta que 20 gotas de aceite esencial son, aproximadamente, el equivalente a 1 ml. Por lo tanto, un 1% de contenido de aceite esencial sería:

2 gotas para 10 ml
10 gotas para 50 ml
20 gotas para 100 ml

Los aceites esenciales puros se pueden añadir al aceite de transporte para intensificar el tratamiento (véase el capítulo 5, que trata de la aromaterapia, así como *Teach Yourself Aromatherapy*).

Tenemos que mantener siempre el aceite al alcance de la mano durante el tratamiento. No hay que utilizar demasiado aceite ya que no podríamos establecer un contacto apropiado y la persona receptora se sentiría sumamente incómoda y pegajosa. En realidad, un tratamiento completo sólo necesita unas pocas cucharaditas de aceite. Antes del masaje debemos calentar ligeramente el aceite.

Nunca hay que verterlo directamente sobre el cuerpo. Debemos echar unos 2 ml (media cucharadita) en la palma de una mano y luego frotarnos un poco las manos antes de aplicarlo. Cuando necesitemos más lubricante deberemos mantener una mano en contacto con el cuerpo. Si se pierde el contacto, se destruye la continuidad del masaje y se crea sensación de inseguridad.

Nuestra actitud y estado de ánimo

La postura

Tanto si trabajamos en el suelo como si lo hacemos sobre una mesa, debemos mantener la espalda relajada, aunque recta, durante todo el tiempo que dure el masaje. Cuando estemos de pie doblaremos las rodillas y meteremos para dentro el trasero a fin de que nuestra espalda pueda trabajar desde una base segura (es decir, la pelvis). Con ello permitiremos que nuestros muslos, en vez de la espalda, realicen la mayor parte del trabajo. Hay que recordar que puede ser tan relajante dar un masaje como recibirlo. Con la práctica aprenderemos a evitar que nuestros músculos se tensen para que la energía curativa pueda fluir libremente a través de nuestro cuerpo y nuestras manos. Si no prestamos atención a nuestra postura nos cansaremos rápidamente. Los hábitos son difíciles de cambiar, por lo que si controlamos de forma consciente nuestra postura desde el principio, luego nos saldrá de forma automática. De este modo nuestros hombros, brazos y parte inferior de la espalda harán el mínimo esfuerzo posible. Si utilizamos un sofá, permaneceremos de pie junto a él y así sólo necesitaremos estirar nuestro cuerpo mínimamente.

La sintonización

Para dar un masaje nuestro estado de ánimo tiene que ser sosegado. La calidad y el éxito del tratamiento dependen de ello. No debemos intentar dar un masaje cuando estemos enojados, enfadados, deprimidos o nos sintamos mal, porque nuestra negatividad se puede transmitir. Nuestra atención debe estar centrada exclusivamente en el receptor. Si estamos preocupados por nuestros propios problemas y nuestros pensamientos navegan por otros parajes, transmitiremos estas sensaciones de forma inmediata. Deberemos asegurarnos de que podremos ser conscientes de la respiración de nuestro paciente y de que seremos sensibles a sus reacciones. Observaremos sus expresiones faciales y las posibles tensiones en sus músculos.

Deberemos estar un tiempo relajándonos expresamente antes del tratamiento y, lo que es más importante, nos dejaremos guiar por nuestra intuición. Antes del masaje respiraremos profundamente para permitir que toda la tensión y la ansiedad fluyan fuera de nuestro cuerpo. Inspiraremos paz y espiraremos amor. Sintonizaremos con la persona a la que le realizamos el masaje. Trabajar con los ojos cerrados nos puede ayudar en ello. Nos entregaremos sin egoísmo al masaje.

Si se es muy sensible e intuitivo se podrá comprobar qué provechoso resulta «refugiarse» en el propio interior antes de un tratamiento. Para «protegernos» de cualquier negatividad, imaginaremos que una luz blanca y curativa se derrama del cielo y nos protege mientras trabajamos.

Contraindicaciones
(cuándo no debemos realizar un masaje)

Temperatura alta/fiebre

El cuerpo ya está combatiendo contra las toxinas, tal como indica la subida de la temperatura. Un masaje podría incluso incrementar las toxinas del organismo.

Enfermedades infecciosas de la piel

Nos referimos a dolencias como la tiña, la sarna y el impétigo: no debemos correr el riesgo de extender la afección o de contagiarnos. Afecciones del tipo del acné, psoriasis o eczemas no son infecciosas y pueden mejorar con el uso de aceites esenciales como el de lavanda (consúltese *Teach Yourself Aromatherapy*, para ampliar la información sobre las afecciones específicas de la piel). El masaje también está contraindicado en alguna zona de sepsis, como un furúnculo o grano.

Tromboflebitis y otras afecciones similares

La flebitis es la inflamación de una vena. La piel alrededor de dicha vena está enrojecida, caliente e hinchada, y el paciente siente un dolor considerable al contacto a lo largo de ésta. Si se forma un coágulo (trombo) en la vena, el masaje está absolutamente contraindicado, puesto que se puede mover dicho coágulo y causar la muerte.

Venas varicosas en estado avanzado

Se corre el riesgo de causar más inflamación y aumentar el dolor.

Cicatrices u operaciones recientes

Hay que tener cuidado con las cicatrices recientes y las heridas abiertas. El tejido de las viejas cicatrices sí puede recibir un masaje.

El abdomen durante el embarazo

Si bien el masaje es extremadamente beneficioso durante el embarazo, en la zona abdominal y la parte inferior de la espalda solamente se puede aplicar un masaje suave. Si alguna paciente tuviera un historial de riesgo de aborto se deberá tener especial cuidado durante los tres primeros meses.

Bultos y dolores sin explicación

Es posible que sean inofensivos, pero es prudente que sean examinados por un médico. De hecho, cualquier afección que pueda levantar nuestras sospechas debería ser examinada por un médico para evitar la posibilidad de alguna dolencia grave. Ante la duda, ¡chequeo!

Afecciones inflamatorias como la bursitis (hidrartrosis)

Presenta signos de inflamación, como rojez, temperatura alta, tumefacción, dolor, sensibilidad y pérdida de movimiento. En los órganos inflamados tampoco se debe realizar nunca un masaje (por ejemplo, en caso de gastroenteritis).

Medicamentos

Después de una inyección de cortisona no se deberá dar ningún masaje fuerte en el lugar de la inyección, puesto que la presión sobre los músculos que contienen cortisona puede causar el desgarro de las fibras. Por ello, deberemos dejar transcurrir seis u ocho semanas.

Los pacientes que reciben determinado tipo de medicación, como los esteroides y los medicamentos que diluyen la sangre, pueden tener la piel más fina y ésta puede magullarse con más facilidad. En estas personas sólo se podrá practicar un masaje suave.

El cáncer y el masaje

Existe muchísima confusión y aprensión alrededor del masaje y el cáncer, y todavía hay muchas preguntas que necesitan ser respondidas. Es interesante constatar que actualmente algunas unidades oncológicas (que tratan el cáncer) de los hospitales poseen fisioterapeutas. No es tan lejano el tiempo en que el masaje sólo se ofrecía en los centros de enfermos terminales en las fases finales del cáncer. Un suave masaje puede ser muy beneficioso para los pacientes de esta enfermedad. Los dolores y los sufrimientos se pueden aliviar considerablemente al producir el cuerpo endorfinas (mitigantes del dolor) en respuesta a los estímulos del contacto. El estrés, la tensión y el insomnio se pueden mitigar, y después de un buen sueño nocturno resulta mucho más fácil hacerles frente a los problemas y tener otra perspectiva de las cosas. La náusea previa provocada por la aprensión y el miedo a la quimioterapia se puede aliviar mediante un masaje realizado antes del tratamiento.

El masaje fomenta una imagen positiva del cuerpo: una mujer que haya sufrido una mastectomía puede sentirse desfigurada y poco femenina; el masaje le permitirá volver a sentirse una persona completa.

El estreñimiento, un efecto secundario común del grupo opiáceo de los analgésicos, como la codeína, también se puede aliviar mediante el uso de un masaje abdominal (a no ser que exista una enfermedad activa en esa zona).

Nunca debemos dar un masaje sobre el área de un tumor. Se evitarán las zonas en las que se haya realizado radioterapia durante dos semanas después del último tratamiento. Todas las habituales contraindicaciones que he expuesto en términos generales deben, por supuesto, ser tomadas en consideración.

3
Técnicas de masaje

¡Dar un masaje puede ser fácil! Incluso aunque exista una amplia variedad de movimientos de masaje, la mayoría de las técnicas son, simplemente, una variación de los movimientos que se explican a continuación. Con la ayuda de estos movimientos básicos seremos capaces de realizar un completo masaje corporal. A medida que se vayan desarrollando y que cojamos confianza, idearemos nuestros propios movimientos para crear un extenso repertorio. Antes de empezar, leeremos detenidamente las contraindicaciones recogidas en el capítulo 2. Algunas de las ilustraciones tienen el símbolo ⊃ para mostrar la posición de la cabeza del receptor.

Effleurage

Descripción

El *effleurage* (roce suave) es uno de los principales movimientos de masaje y puede realizarse en cualquier zona del cuerpo. Señala el inicio y el final de un masaje, ambos precedidos y sucedidos por otra serie de movimientos, y facilita el paso de un movimiento al siguiente. Inicialmente, nos permite distribuir el aceite de modo uniforme por el cuerpo del receptor. Hay que usar las palmas de ambas manos como si nos deslizásemos sobre la piel amoldándolas a los contornos del cuerpo. Se deberán mantener las manos en contacto con el cuerpo tanto como sea posible. El receptor notará un movimiento continuo, tanto si aplicamos una presión rítmica y firme mediante el movimiento ascendente como si nos deslizamos en un movimiento descendente de toque suave hacia nuestro punto de partida (véase fig. 3.1). Manteniendo un ritmo uniforme evitaremos siempre los movimientos espasmódicos. La presión puede ser superficial o intensa según los efectos que se requieran. Cuando realicemos el effleurage cerraremos los ojos para acentuar e intensificar nuestra sensibilidad y el sentido del tacto. Probaremos distintas intensidades de presión. Cuando la zona a tratar sea pequeña (por ejemplo, el rostro), utilizaremos las yemas de los dedos o los pulgares.

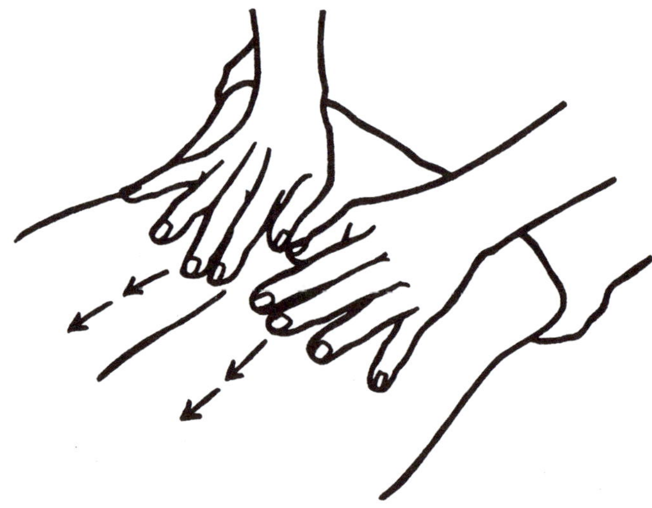

Fig. 3.1

Cualidades beneficiosas

La persona receptora notará una inmediata sensación de bienestar y relajamiento. Cuando nuestras manos se hayan habituado al cuerpo del receptor, notaremos que se establece una conexión entre ambos.

Cuando el effleurage se realiza lentamente posee una acción sedante, y resulta especialmente apropiado para calmar los nervios. Con él, se pueden disipar las jaquecas nerviosas, aliviar el estrés y la tensión, y romper las pautas del insomnio. Podemos utilizar un vigoroso effleurage para avivar, reanimar y estimular el sistema nervioso central. Los tejidos se calentarán con el suave roce en el cuerpo, mejorando la circulación e incrementando el flujo de linfa para eliminar las sustancias perniciosas y de desecho. El effleurage mejora la piel, fomentando un tono rebosante de salud.

Errores a evitar

- No hay que perder el contacto con el receptor (la pérdida de contacto significa pérdida de confianza y pérdida de relajación).
- Relajaremos las manos y las moveremos evitando cualquier movimiento súbito o espasmódico (los movimientos espasmódicos alteran los nervios). Los movimientos tienen que ser rítmicos, suaves y uniformes.
- Hay que utilizar toda la mano y no sólo las yemas de los dedos (con ello podremos cubrir una zona más extensa), excepto cuando trabajemos en áreas pequeñas.
- No debemos ejercer presión en ningún lugar cuando realicemos la frotación descendente (el effleurage se realiza siempre hacia el corazón: en sentido ascendente en las piernas, brazos y espalda). También se puede aplicar en dirección centrípeta (en una espiral que se vaya cerrando hacia el centro) o centrífuga (en una espiral que se abra hacia fuera, alejándose de él).

Recordemos:
En caso de dudas, ¡effleurage! A todo el mundo le gusta este toque.

Fricción

Descripción

Para realizar los movimientos de fricción normalmente se utilizan las yemas de los pulgares (aunque también se pueden usar las puntas de los dedos, los nudillos o incluso los codos). Se impele el músculo contra el hueso mediante movimientos circulares de las yemas de los pulgares. Debemos colocarnos directamente encima de la zona a tratar, utilizar el peso de nuestro cuerpo y penetrar de lleno en los tejidos más profundos (el cuerpo humano no es tan frágil y delicado como nos solemos imaginar). Este toque resulta especialmente efectivo cuando se realiza en ambos lados de la espina dorsal (véase fig. 3.2). Si no tenemos los pulgares doloridos cuando alcancemos la zona del cuello significará que no estamos llevando a cabo correctamente este movimiento.

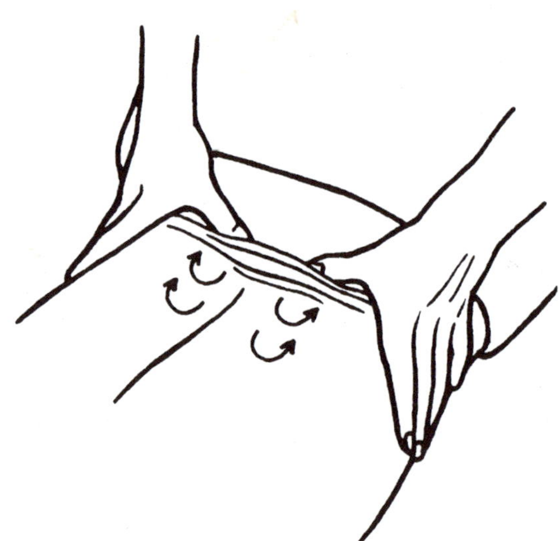

Fig. 3.2

Cualidades beneficiosas

Esta técnica resulta especialmente provechosa para descomponer los nudos y nódulos que se forman en el cuerpo debido al estrés y la tensión de la vida diaria. También se pueden eliminar con ella los productos residuales acumulados.

La fricción ayuda a descomponer los depósitos de grasa y, por ello, es beneficiosa en casos de obesidad. Resulta muy efectiva alrededor de una cicatriz que esté bien curada, para eliminar las adherencias, y también se utiliza para realizar un masaje alrededor de las prominencias óseas, como la rótula. También aumenta la temperatura al incrementar la actividad celular y producir un flujo más elevado de sangre en la zona, proporcionando analgesia (alivio del dolor) de forma temporal.

Errores a evitar

- Hay que trabajar sobre los tejidos de forma cada vez más intensa gradualmente, puesto que los niveles de tolerancia del dolor varían enormemente. No se debe efectuar un tratamiento excesivo en una zona que pueda producir dolor o sensibilidad.
- No debemos encorvar los hombros con el esfuerzo (de lo contrario, acto seguido seremos nosotros los que necesitaremos un masaje).
- Tenemos que asegurarnos de que movemos los tejidos de debajo de la piel y no sólo ésta.

Petrissage

Descripción

La palabra *petrissage* deriva del término *pétrir*, que significa «amasar». El petrissage se puede dividir en las siguientes fases: levantar, retorcer, apretar y hacer rodar. Si sabemos amasar pasteles nos convertiremos con rapidez en unos expertos en este movimiento.

Se trata de un movimiento extremadamente potente y vigoroso que nos permite trabajar el músculo en profundidad. Lo podemos aplicar en cualquier zona del cuerpo, excepto en el rostro, y es muy eficaz en las áreas carnosas, como las caderas y los muslos. Para **levantar**, pondremos las manos planas en la parte a tratar y agarraremos firmemente el músculo (no la piel), con una mano o con ambas, y luego lo levantaremos lo más lejos posible del hueso.

Una vez que hayamos levantado el músculo, lo podremos **apretar** suavemente. Esto es especialmente eficaz en el alivio de los espasmos musculares. Ahora podemos **hacer rodar** el músculo en ambas direcciones: nuestros pulgares pueden hacerlo rodar hacia nuestros dedos, o los dedos pueden hacerlo hacia los pulgares. **Retorcer** es una variación de levantar: se trata de levantar con una torsión. Levantamos el músculo y luego lo estiramos hacia nosotros y lo «retorcemos» como si se tratara de una toalla o una gamuza (véase fig. 3.3, en la que se muestra esta técnica en un muslo).

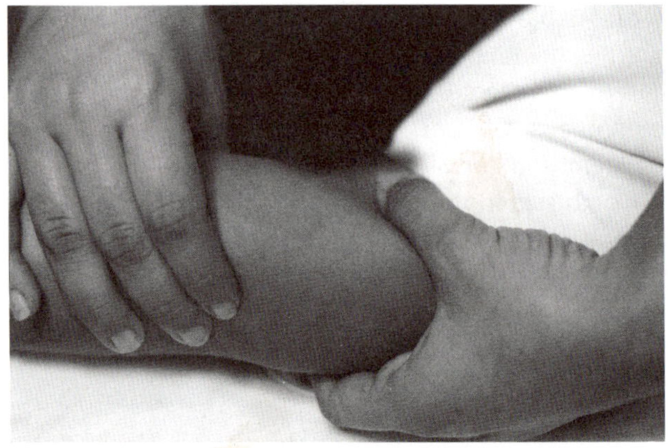

Fig. 3.3

Cualidades beneficiosas

El petrissage tiene numerosas cualidades beneficiosas. Al alternar los movimientos de apretar y relajar, se vacían y se llenan las venas y los vasos linfáticos. Con ello suministramos más sangre a los músculos sobre los que trabajamos y, por lo tanto, si notamos que enrojecen o aumenta su temperatura no debemos asustarnos: es debido al flujo de sangre hacia esta zona y nos indica que hemos llevado a cabo la acción correctamente. Esta sangre aporta nuevos nutrientes a los músculos, y se elimina de los tejidos más profundos cualquier toxina que se hubiera podido acumular. Es incalculable la ayuda que presta el petrissage para descomponer y eliminar las acumulaciones de grasa alrededor de los muslos, los hombros y las nalgas. También ayuda a prevenir el entumecimiento después de hacer ejercicio y puede mitigar los espasmos musculares.

Errores a evitar

- Debemos cerciorarnos de que utilizamos toda la mano y no solamente los dedos o los pulgares.
- Hay que levantar el músculo y no la piel, de lo contrario se corre el peligro de pellizcar la carne. No debemos deslizar los dedos sobre la piel del receptor.

Movimientos de percusión

Descripción

Los movimientos de percusión (*tapotement*) comprenden una serie de acusados movimientos ligeros y enérgicos que se aplican alternando las dos manos en una rápida sucesión. Dos de los principales toques de percusión son el de «ahuecar las manos» y el de «cortar», y se pueden realizar en muchas partes del cuerpo, si bien resultan especialmente eficaces en zonas musculares amplias y carnosas, como los muslos. Otros movimientos de percusión son: dar golpecitos rápidos, golpear y martillar. Cuando realicemos los movimientos de percusión, éstos se deberán originar en las muñecas y no en los codos o los hombros, que permanecerán todo el tiempo inmóviles. Muchos principiantes caen en el error de llevar a cabo estos movimientos desde los codos y los hombros, lo que genera frustración y torpeza.

El movimiento de **ahuecar las manos** se realiza con las palmas hacia abajo formando una curva hueca. También se conoce como «aplaudir» (véase fig. 3.4). Al bajar las manos ahuecadas hasta el cuerpo en una rápida sucesión se crea un vacío que se libera al subirlas. El sonido puede parecerse al de un caballo al trote. Escuchémoslo.

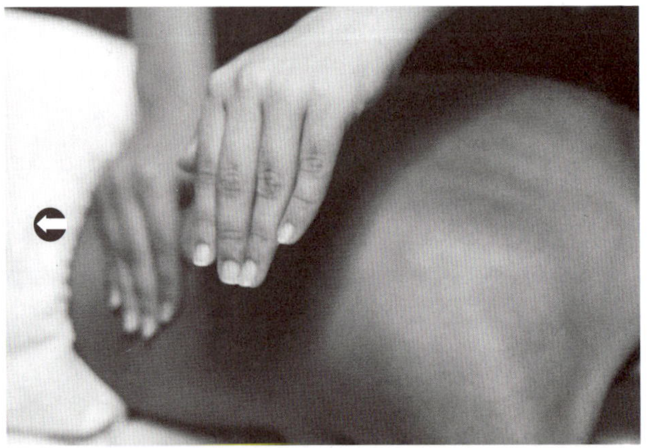

Fig. 3.4

Cortar es probablemente el más conocido de los toques de masaje, puesto que casi siempre es el movimiento que se muestra en las películas. Se realiza con el borde de las manos (el borde del cúbito). Colocaremos las manos sobre el cuerpo con las palmas encaradas la una hacia la otra con los pulgares hacia arriba (véase fig. 3.5). Daremos golpecitos con las manos, moviéndolas rítmicamente hacia arriba y hacia abajo en una rápida sucesión. Estos movimientos, utilizados al final del masaje, nos servirán para despertar a la persona receptora. Evidentemente, si lo que queremos es relajar totalmente a alguien, deberemos prescindir completamente de estos toques. Si nos da miedo utilizar estos movimientos podemos practicarlos primero en una almohada o un cojín colocado en nuestro regazo.

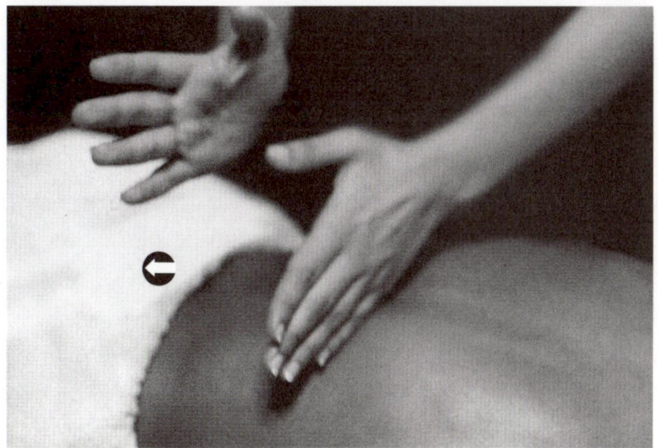

Fig. 3.5

Dar golpecitos rápidos es un movimiento parecido al de cortar y a menudo se describe como «cortar con los dedos». Para realizarlo, doblaremos ligeramente las muñecas y dejaremos sólo los lados de los dedos meñiques en contacto con el cuerpo (en vez del borde de la mano). Éste es un movimiento mucho más ligero y suave que el habitual movimiento de cortar.

Los movimientos de **golpear** y **martillar** se llevan a cabo con las manos cerradas y los puños ligeramente apretados. Golpear se realiza con el borde del cúbito (el lado del dedo meñique) de los puños cerrados, mientras que en el movimiento de martillar se utiliza la superficie de las palmas de las manos. Los puños entran en contacto con el cuerpo en una rápida sucesión.

Cualidades beneficiosas

Los movimientos de percusión tienen el efecto contrario al effleurage. Los toques de percusión son estimulantes y, al atraer la sangre hacia la superficie, incrementan la circulación. Resultan muy provechosos para los atletas antes de realizar un esfuerzo. El movimiento de ahuecar las manos es beneficioso cuando se ejecuta sobre la zona media y superior de la espalda, puesto que suelta las mucosidades de los pulmones y contribuye con ello a la expectoración.

Los movimientos de percusión también tienen otras ventajas: estimulan el tono muscular y fortalecen los músculos al estimular su contracción. También resultan útiles para reducir las acumulaciones de grasa y las zonas de músculos flojos, y a menudo se utilizan sobre las nalgas y los muslos. Un suave toque de percusión ejecutado sobre el abdomen incrementa la peristalsis y, por ello, ayuda a superar afecciones como el estreñimiento.

Errores a evitar

- Cuando realicemos el movimiento de ahuecar las manos, debemos asegurarnos de que éstas están realmente ahuecadas: de lo contrario, oiremos una especie de chasquido que producirá escozor y dolor.
- Al llevar a cabo el movimiento de cortar no se deben tensar los dedos de las manos, pues el toque se sentiría como un golpe de kárate.
- Mantendremos las manos sueltas y relajadas y nos aseguraremos de que los movimientos provienen de la muñeca. Mantendremos nuestros codos cuidadosamente hacia dentro, puesto que si utilizamos los codos y los hombros nos cansaremos muy rápidamente.
- Estos toques no se deberán llevar a cabo sobre las zonas óseas porque las lesionarían.
- Intentaremos no concentrarnos excesivamente en los movimientos para no perder el ritmo.

Vibración y sacudida

Descripción

La **vibración** es un movimiento de agitación de los tejidos que se realiza con la mano o los dedos. La **sacudida** es un movimiento más amplio ejecutado de forma más vigorosa.

Para llevar a cabo la vibración colocaremos la superficie de la palma de la mano en la parte del cuerpo o la extremidad a tratar. Haremos vibrar toda la zona del músculo de forma rápida. El movimiento puede ser suave, en cuyo caso es conocido con el nombre de «vibración», o vigoroso, al cual nos referiremos como «sacudida». La vibración suave se puede llevar a cabo utilizando sólo las puntas de los dedos a lo largo de un nervio.

Cualidades beneficiosas

Tanto la vibración como la sacudida son estimulantes. La vibración de los nervios es útil para restablecer y mantener las funciones de los nervios y de los músculos a los que abastecen, con lo que se consigue aumentar su nutrición. Resulta especialmente provechosa en casos de parálisis o en las zonas en las que el nervio haya perdido fuerza.

La sacudida se puede realizar en la zona abdominal para mejorar la digestión. Se puede utilizar para estimular el fortalecimiento del colon y para tratar el estreñimiento.

La vibración y la sacudida sobre la zona torácica y el pecho resultan realmente beneficiosas para ayudar a superar problemas respiratorios como el asma, aplicándose a veces en combinación con los movimientos de percusión.

Errores a evitar

- No debemos efectuar la vibración ni la sacudida cuando exista inflamación.
- No realizaremos estos movimientos de forma rápida.
- No ejerceremos demasiada presión.

Ejercicios para nuestras manos

Resulta esencial ejercitar nuestras manos para aumentar su flexibilidad, fuerza y sensibilidad y conseguir con ello un toque experto.

Para incrementar la flexibilidad y la fuerza

1. Agarrando una pequeña pelota de goma, apretaremos y relajaremos repetidamente los dedos en torno a ella. Luego realizaremos el mismo ejercicio con la otra mano.

2. Extenderemos y estiraremos suavemente el pulgar y los dedos de cada mano uno por uno. Luego, cuidadosamente, haremos girar cada uno de ellos.

3. Colocando las manos con las palmas hacia abajo, las abriremos y sacudiremos desde las muñecas de forma tan suelta y rápida como nos sea posible.

4. Con los dedos relajados, giraremos ambas muñecas en el sentido de las agujas del reloj y en sentido contrario. También podemos llevar a cabo este movimiento con los puños cerrados.

5. Con las manos relajadas, doblaremos cada articulación e iremos cerrando lentamente cada mano en un puño dejando los pulgares fuera. También podemos realizar este movimiento rápidamente asegurándonos de que cada vez formamos un puño correctamente.

6. Estiraremos los dedos hasta que estén lo más separados y estirados posible. Lo repetiremos como mínimo diez veces.

7. Meteremos los codos hacia la cintura y efectuaremos un rápido movimiento de rotación con las muñecas sueltas y los antebrazos en ambas direcciones.

8. Juntaremos las palmas de las manos en posición de rezo. Frotaremos las manos rápidamente en un movimiento hacia delante y hacia atrás. Observaremos que este movimiento produce calor.

9. Practicaremos sobre un cojín los movimientos de cortar y ahuecar las manos, recordando que debemos mantener los codos hacia dentro, incrementando gradualmente la velocidad.

Para aumentar la sensibilidad

1. Juntaremos las palmas de las manos hasta que casi se toquen. Cerraremos los ojos y experimentaremos las sensaciones inusuales que podamos sentir (hormigueo, calor, vibraciones o pulsaciones). Luego apartaremos las manos hasta que estén separadas unos 5 cm. Des-

pués las volveremos a colocar en la posición inicial y experimentaremos de nuevo cualquier sensación. Seguidamente, ampliaremos la distancia hasta unos 10 cm, y después hasta 15 cm, siempre observando todas las reacciones.

2. Le pediremos a alguien que se siente delante de nosotros. Colocaremos nuestras manos aproximadamente a unos 5 cm de distancia de su cuerpo, encima de la cabeza. Moveremos las manos lenta y uniformemente por su cuerpo en dirección descendente para examinar los campos de energía. Con ello podremos sentir distintas sensaciones, como cambios de temperatura, hormigueos, vibraciones, pulsaciones o descargas eléctricas. Repetiremos este ejercicio manteniendo las manos a unos 20 cm de la persona que examinemos.

3. Colocaremos una moneda debajo de una revista y, con los ojos cerrados, intentaremos encontrarla palpando con cuidado la superficie de dicha revista. Si al principio nos resulta demasiado difícil, lo intentaremos colocando la moneda debajo de unas pocas hojas de papel. Aumentaremos gradualmente el grosor de la barrera entre la moneda y nuestros dedos hasta que seamos capaces de encontrarla debajo de un listín de teléfonos.

4. Colocaremos un cabello debajo de un papel y, con los ojos cerrados, intentaremos notarlo. Cuando seamos capaces de hacerlo, pondremos el cabello debajo de unas cuantas hojas de papel y repetiremos el ejercicio.

5. Colocaremos delante de nosotros una selección de objetos de distintos materiales (por ejemplo, de cerámica, goma, plástico, metal y madera). Con los ojos cerrados, iremos asiendo cada uno de ellos para notar sus diferentes formas, texturas y flexibilidades.

6. Nos sentaremos frente a otra persona en una mesa. Le pediremos que deje uno o ambos brazos encima de la mesa en una posición relajada. Colocaremos una de nuestras manos en su antebrazo y la otra sobre la mesa. Centraremos nuestra atención en lo que sentimos, notando el contraste entre los tejidos vivos y los inertes. Incluso es posible que notemos que nuestra mano es «atraída» hacia alguna zona del antebrazo, la muñeca o la parte superior del brazo: si alguna vez esa zona ha sufrido una herida o lesión, ésta todavía se manifestará en los tejidos.

Al realizar estos ejercicios debemos asegurarnos de que nos concentramos plenamente en ellos, realizar una presión suave y lenta para conseguir la máxima potencia sensorial y mantener las manos lo más relajadas posible (las manos rígidas y firmes no resultan en absoluto igual de eficaces).

4

El masaje paso a paso

Una vez que ya dominamos las técnicas básicas, este capítulo nos capacitará para poder darles, a nuestros familiares y amigos, un completo masaje por todo el cuerpo. La secuencia entera nos podrá ocupar cerca de una hora y media, y nos llevará, paso a paso, por el cuerpo entero. No obstante, si disponemos de un tiempo limitado, resulta mucho más terapéutico concentrarnos sólo en unas pocas zonas en vez de realizar con prisas el recorrido de un masaje completo. Es perfectamente posible dedicar una hora entera solamente a la espalda. A medida que nos vayamos familiarizando con los distintos movimientos, es recomendable trabajar intuitivamente, descubriendo y experimentando nuevas técnicas para desarrollar nuestro propio estilo.

Si lo que nos proponemos es realizar masajes de forma profesional, resulta imprescindible una formación oficial en un centro acreditado, donde nos proporcionarán, además de la instrucción práctica, una enseñanza completa sobre anatomía y psicología. Antes de matricularnos en cualquier curso es importante cerciorarnos de que esté reconocido por un estamento oficial, de que al finalizarlo nos darán un diploma y de que tiene la cobertura de un seguro adecuado.

Si queremos estudiar para dar masajes es esencial que aprendamos las nociones básicas de anatomía, los nombres de los principales músculos del cuerpo y sus funciones. En el apéndice «Anatomía básica» encontraremos la terminología útil para describir las acciones de los músculos y la anatomía básica de todas las principales zonas del cuerpo, así como una extensa y detallada información de los músculos más importantes del cuerpo junto con esquemas perfectamente descritos. Este material proporciona una completa guía de referencia, imprescindible para el estudiante y el fisioterapeuta profesional. He intentado utilizar un lenguaje lo más sencillo posible para hacerlo accesible y atractivo tanto para las personas interesadas que no sean expertas en la materia como para los que estudian masaje o terapia deportiva.

Antes de empezar nos tenemos que asegurar de que hemos creado el ambiente correcto (véase capítulo 2) y de que tenemos al alcance de la mano todo el material que necesitaremos. Siempre deberemos comprobar que no exista ninguna contraindicación (véanse págs. 26-29). Ahora ya estamos listos para empezar. ¡Buena suerte!

La pierna

La parte trasera de la pierna (masaje en la parte posterior de la pierna)

Las cualidades beneficiosas del masaje

El masaje en la pierna tiene efectos muy positivos, sobre todo después de permanecer de pie en el trabajo todo el día o de haber llevado tacones altos, puesto que mejorará la circulación y contribuirá a prevenir la formación de venas varicosas. También resulta excelente para el sistema linfático. Puede ser que existan hinchazones en la parte posterior de las rodillas (donde están situados los ganglios linfáticos) y en los tobillos. En las piernas siempre practicaremos el masaje en sentido ascendente hacia los ganglios linfáticos de la zona de la ingle para reducir este fluido. A menudo, tratar la parte posterior de las piernas ayuda a aliviar los problemas que puedan existir en la parte inferior de la espalda, pues normalmente el dolor en esta zona está relacionado con la tensión en los músculos superiores de los muslos. Antes de realizar ejercicio físico, o a posteriori –para evitar la rigidez–, efectuar un masaje en las piernas resultará igualmente útil.

Pero no debemos:

- Presionar con fuerza sobre venas varicosas o si quien recibe el masaje tiene la piel fina y/o se puede magullar con facilidad (por ejemplo, en el caso de los diabéticos o de las personas de avanzada edad).
- Presionar con fuerza en la delicada parte posterior de la rodilla (la zona poplítea).
- Trabajar sobre zonas inflamadas o hinchadas.
- Trabajar sobre el tejido de cicatrices recientes.
- Trabajar sobre afecciones infecciosas de la piel.
- Practicar un masaje cuando exista una tromboflebitis.

El masaje

Nos colocaremos junto a los pies del receptor.

1. Realizar un effleurage en la pierna

Llevaremos a cabo un effleurage por toda la pierna, amoldando las manos a sus contornos, aplicando la mayor parte de la presión con las palmas de las manos y apenas sin presionar la parte posterior de la pierna (véase fig. 4.1). Para realizar el movimiento de roce, colocaremos las manos en forma de V, una en frente de la otra, o bien las ahuecaremos. Sólo aplicaremos presión en los movimientos ascendentes. Cuando las manos alcancen la parte superior del muslo, las separaremos y las haremos deslizar por los costados de la pierna, suavemente y sin presionar, hacia el tobillo. Incrementaremos gradualmente la presión ejercida al ascender, comprobando que el receptor se sienta cómodo. Cuando tratemos personas nerviosas o que necesiten relajarse, realizaremos el effleurage despacio y de forma suave, mientras que éste deberá ser más enérgico cuando pretendamos conseguir una estimulación (por ejemplo, antes de una actividad deportiva).

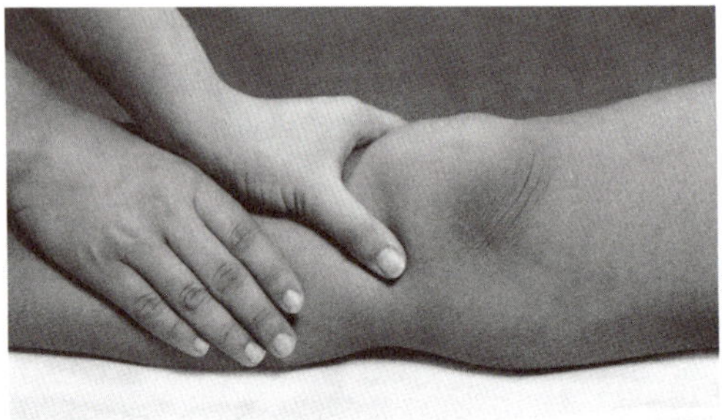

Fig. 4.1

2. Realizar un effleurage en la pantorrilla

Solamente ejecutaremos el effleurage en los músculos de la pantorrilla, de forma rítmica y uniforme, evitando la zona poplítea de la parte posterior de la rodilla.

3. Dividir los gemelos

Partiendo del talón, utilizaremos ambos pulgares para separar el gemelo interno y el externo en la pantorrilla (véase el apéndice «Anatomía básica»). Liberaremos la presión cuando lleguemos debajo de la parte posterior de la rodilla, y entonces haremos deslizar las manos hacia el tobillo, suavemente y sin ejercer presión alguna. Repetiremos este movimiento unas cuantas veces, notando cómo las fibras de los músculos se separan bajo nuestros dedos (véase fig. 4.2).

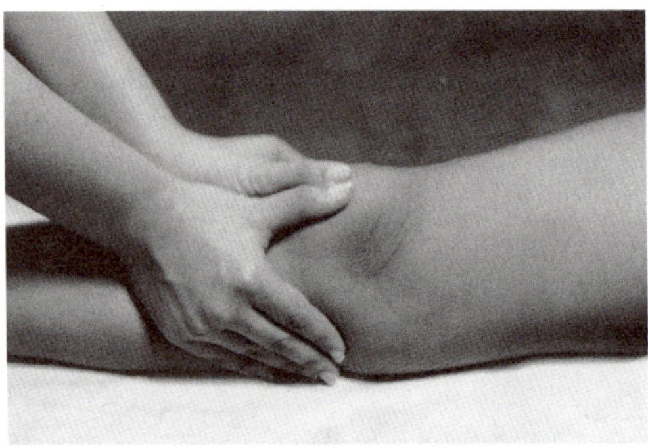

Fig. 4.2

4. Petrissage

Para realizar los movimientos del petrissage, nos situaremos junto a la pantorrilla de la persona receptora. Estos movimientos liberarán las toxinas que se hubieran podido acumular en los tejidos más profundos y, con el aumento del suministro de sangre en la zona, los músculos recibirán nuevos nutrientes. Realizar con regularidad los movimientos de effleurage y de petrissage en los músculos de la pierna ayuda, también, a evitar los calambres.

Petrissage 1: levantar y apretar

Colocaremos ambas manos, planas, sobre los músculos de la pantorrilla y, suavemente, los levantaremos, apretaremos y soltaremos (véase fig. 4.3). Deberemos cerciorarnos de que para ello utilizamos toda la superficie de las manos, pues si solamente usamos los dedos y los pulgares el receptor notará una desagradable sensación de pellizco.

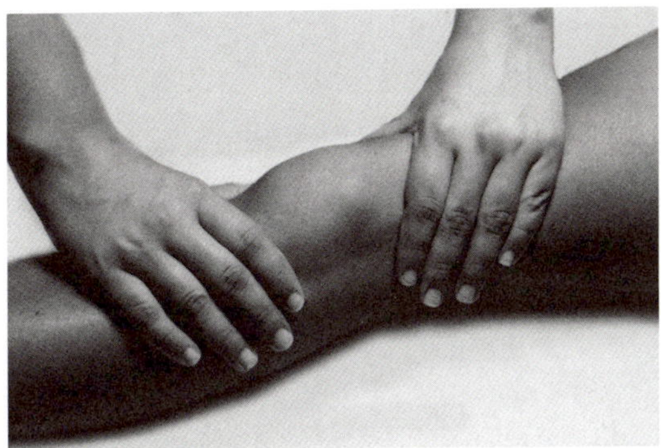

Fig. 4.3

Petrissage 2: levantar y hacer girar

Apretaremos y levantaremos de nuevo los músculos y, seguidamente, los haremos girar en ambas direcciones. Utilizaremos los pulgares para hacer girar el músculo hacia nuestros dedos, y los dedos para hacerlo girar hacia los pulgares (véase fig. 4.4).

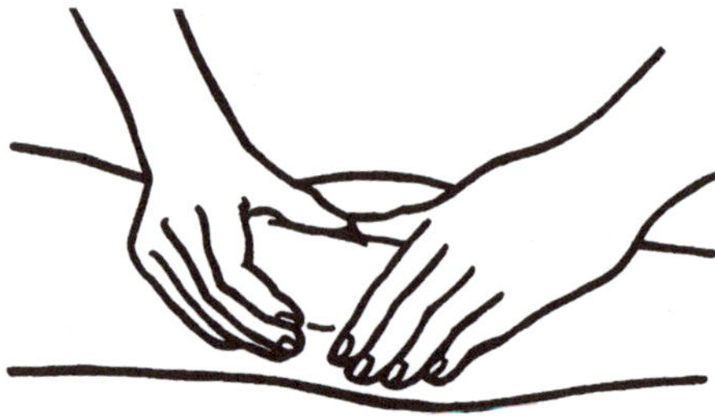

Fig. 4.4

Petrissage 3: retorcer

Situaremos las manos, planas, sobre la pantorrilla. Moviendo las manos alternativamente en ambas direcciones, levantaremos, apretaremos y haremos girar los músculos (véase fig. 4.5).

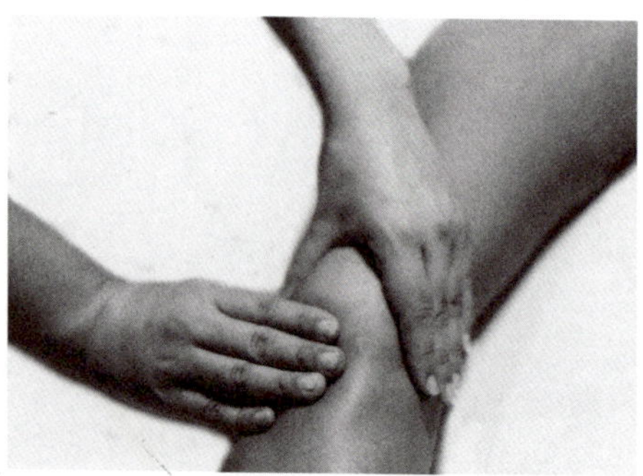

Fig. 4.5

5. Últimos toques en la parte posterior de la pierna

Realizaremos un effleurage para alejar cualquier toxina que se haya podido soltar hacia los ganglios linfáticos de la ingle (ganglios linfáticos inguinales).

6. Realizar un effleurage en el muslo

Llevaremos a cabo el effleurage en el muslo presionando firmemente cuando avancemos en sentido ascendente y sin ejercer ninguna presión cuando lo hagamos en sentido descendente.

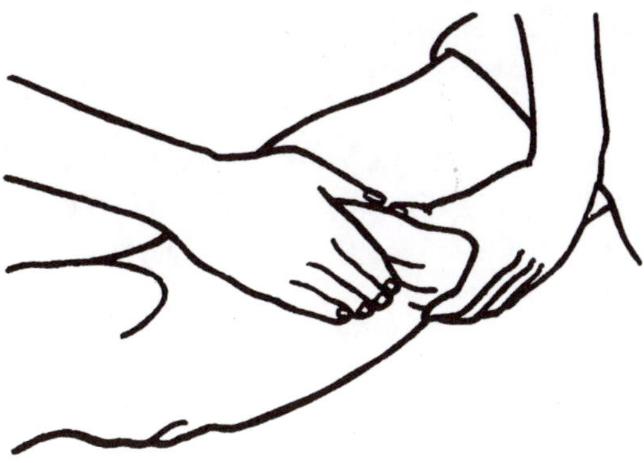

Fig. 4.6

7. *Petrissage en el muslo*

Levantaremos, haremos girar y retorceremos la parte interior, media y exterior de los músculos del muslo (véase fig. 4.6). Practicar con regularidad un masaje en estos músculos ayuda a descomponer las acumulaciones de grasa que puedan existir cerca de ellos y, junto con una dieta razonable, contribuye a eliminar la celulitis.

8. *Movimientos de percusión*

Realizaremos los movimientos de ahuecar las manos y de cortar sobre toda la pierna menos en la zona poplítea (la parte posterior de la rodilla). Estos movimientos estimularán la circulación y fortalecerán el tono muscular. Para conseguir un efecto todavía más intenso y contribuir a reducir las acumulaciones de grasa, podemos golpear y martillar el muslo.

9. *Últimos toques*

Para dar por terminada la parte posterior de la pierna, realizaremos un effleurage descendente a lo largo de ésta haciendo deslizar las manos sin ejercer presión. Disminuiremos la presión gradualmente en cada movimiento. Dejaremos las manos apoyadas cerca de los talones para indicar que hemos terminado el masaje de la parte posterior de la pierna.

Repetir los mismos movimientos en la otra pierna.

La parte frontal de la pierna (masaje en la parte anterior de la pierna)

Colocaremos una almohada debajo de las rodillas del receptor, para que éstas se puedan apoyar en ella y disminuya la presión de la parte inferior de la espalda. Nos situaremos junto a sus pies.

1. Realizar un effleurage en la pierna

Llevaremos a cabo un effleurage por toda la pierna, desde el tobillo hasta la parte superior del muslo, presionando sólo de forma suave la rodilla y amoldando las manos al contorno de la pierna. Realizaremos el movimiento de ahuecar las manos, colocándolas una encima de la otra sobre la parte frontal del tobillo y, al llegar a la parte superior del muslo, las separaremos y las haremos deslizar suavemente en sentido descendente por los costados de la pierna.

2. Realizar un effleurage en el muslo

Ejecutaremos un effleurage con firmeza por todo el muslo, presionando al ascender y con suavidad al descender. Los músculos que trabajaremos son: en la parte frontal del muslo, el potente cuadríceps y el sartorio; en la parte interna, los aductores y el recto interno, y, en la cara externa, el tensor de la fascia lata.

3. Petrissage en el muslo

Levantaremos, haremos girar y retorceremos los músculos internos, medios y externos del muslo para conducir las toxinas más profundas hacia la superficie y eliminar las acumulaciones de grasa.

4. Realizar un effleurage en el muslo

Llevaremos a cabo un effleurage en el muslo para eliminar más toxinas.

5. La rótula

Trabajaremos toda la zona de la rótula mediante movimientos circulares de fricción (véase fig. 4.7).

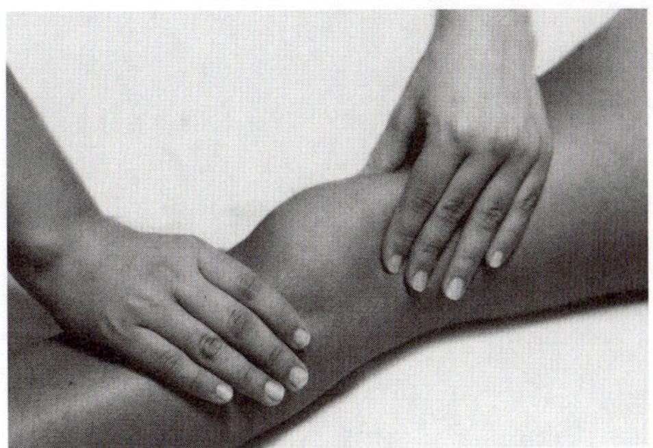

Fig. 4.7

6. *Realizar un effleurage en la parte inferior de la pierna*
Ejecutaremos un effleurage en la mitad inferior de la pierna, desde el tobillo hasta la rodilla, con las manos ahuecadas. En esta zona ósea y delicada ejerceremos menos presión que en el muslo.

7. *Realizar un petrissage en la parte inferior de la pierna*
Llevaremos a cabo, suavemente, un petrissage a lo largo de la superficie del músculo tibial anterior de la parte inferior de la pierna. Podremos observar con facilidad este músculo si la persona receptora mueve su pie hacia atrás.

8. *Realizar un effleurage en la pierna*
Ejecutaremos un effleurage por toda la pierna.

9. *Percusión*
Realizaremos los movimientos de ahuecar las manos y de cortar solamente en el muslo. Nunca hay que llevar a cabo los movimientos de percusión sobre las zonas óseas de la parte inferior de la pierna.

10. *Últimos toques*
Realizaremos un effleurage por toda la pierna, disminuyendo gradualmente la presión en cada movimiento.

Repetir los mismos movimientos en la otra pierna.

El pie

Las cualidades beneficiosas del masaje

Nuestros pies tienen que aguantar el peso de todo nuestro cuerpo y, al mismo tiempo, amortiguar los choques: ¡no es extraño que estén tan cansados al final de un día ajetreado! El masaje en los pies resulta perfecto para relajarlos y contribuye de forma muy notable a refrescar y revitalizar el cuerpo entero. El tratamiento de los pies ayuda a mitigar los dolores y a conservar la flexibilidad. Realizar regularmente masajes en los pies mejora la circulación de forma espectacular (los pies a menudo están fríos) y evita los calambres en las plantas de los pies al liberar los músculos de toxinas.

Pero no debemos:

- Presionar con fuerza sobre venas varicosas o si quien recibe el masaje tiene la piel fina y/o se puede magullar con facilidad (por ejemplo, en el caso de un diabético).
- Realizar el masaje sobre el tejido de cicatrices recientes o zonas doloridas.
- Realizar el masaje directamente sobre afecciones infecciosas de la piel, como los pies de atleta o las verrugas (en el capítulo 8 se explica el tratamiento de estas afecciones).
- Realizar el masaje con fuerza sobre callos o ampollas si se produce dolor.
- Utilizar demasiado aceite, pues puede hacer imposible llevar a cabo algunos de los movimientos.

El masaje

1. Effleurage en el pie

Realizaremos un effleurage fuerte en todo el pie utilizando ambas manos y cubriendo el dorso (parte superior) del pie, los costados y la planta. Trabajaremos desde las puntas de los dedos hasta la parte superior del pie (véase fig. 4.8), nos deslizaremos alrededor de los huesos del tobillo y volveremos a bajar.

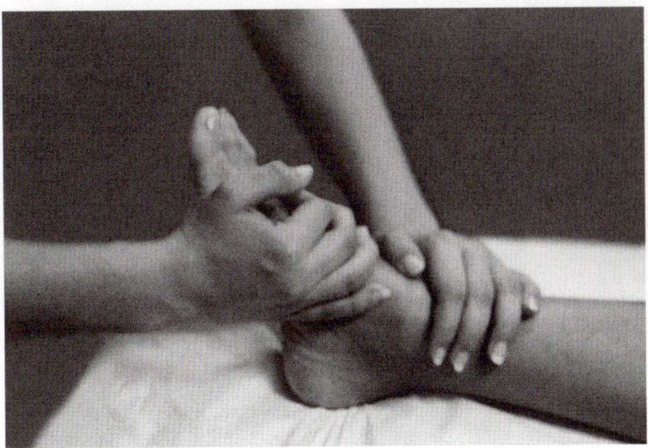

Fig. 4.8

2. *Friccionar la planta del pie*

Sosteniendo el talón con una mano, friccionaremos toda la planta del pie (véase fig. 4.9), empezando en la superficie inferior del dedo gordo y continuando hacia fuera hasta el dedo pequeño. Seguiremos friccionando el resto de la planta en franjas horizontales hasta que hayamos cubierto toda la zona.

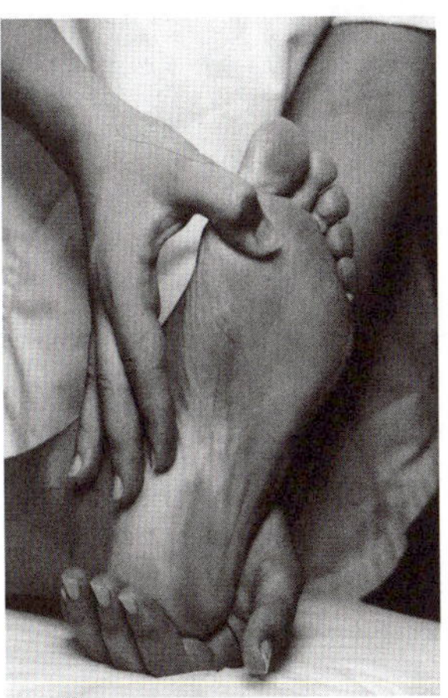

Fig. 4.9

3. *Effleurage*

Realizaremos un effleurage en el pie.

4. *Friccionar los dedos de los pies*

Friccionaremos las articulaciones de los pies, tanto las superiores como las inferiores, para flexibilizarlas.

5. *Los dedos de los pies*

Sosteniendo el talón con una mano, estiraremos y haremos girar cada dedo individualmente.

6. *Effleurage*

Realizaremos un effleurage en el pie.

7. *El tobillo*

Utilizando ambos pulgares, friccionaremos alrededor de la articulación del tobillo.

8. *Mover el tobillo*

Sosteniendo el pie con una mano, realizaremos, lenta pero firmemente, una flexión dorsal del pie (echarlo hacia atrás) y una flexión de la planta (encogerla). Seguidamente, lo invertiremos (echaremos la planta hacia dentro) y realizaremos el movimiento contrario (la doblaremos hacia fuera), y después describiremos círculos con el pie en el sentido de las agujas del reloj y en sentido inverso.

9. *Vibraciones*

Colocaremos las palmas de las manos una en cada lado del pie y las moveremos alternativa y rápidamente de un lado para otro a fin de conseguir que el pie vibre (véase fig. 4.10).

10. *Últimos toques*

Realizaremos un suave effleurage en el pie y, para completar esta parte del masaje, lo agarraremos con ambas manos y lo apretaremos.

Repetir los mismos movimientos en el otro pie.

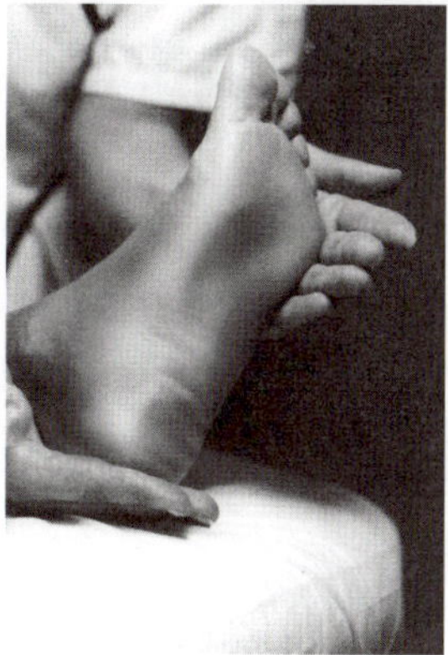

Fig. 4.10

La espalda

Las cualidades beneficiosas del masaje

Independientemente de la edad que se tenga, a todo el mundo le resulta positivo el masaje en la espalda. Seguro que quedaremos asombrados de la cantidad de «nudos» que se descubren cuando se trata la espalda. Las malas posturas, la tensión física o emocional, el mantener demasiado tiempo una posición corporal a la que no estamos acostumbrados (por ejemplo, al hacer trabajos de jardinería), el realizar demasiado deporte, estudiar excesivamente o llevar una vida sedentaria, son sólo algunos de los factores que pueden generar problemas.

La mayoría de las personas sufren algún tipo de problema de espalda en algún momento de su vida, y muchas de las afecciones de la espalda mejoran con el masaje. No obstante, si el dolor de espalda es fuerte y persistente hay que ponerse en manos de un médico o de un osteópata titulado, puesto que podría ser necesaria una reordenación de las vértebras.

Pero no debemos:

- Trabajar sobre afecciones infecciosas de la piel.
- Realizar un masaje directamente sobre el tejido de cicatrices recientes.
- Trabajar sobre zonas inflamadas o hinchadas.
- Utilizar movimientos de fricción directamente sobre la columna vertebral.
- Presionar con fuerza si la piel es fina o se puede magullar con facilidad.
- Realizar el masaje sobre protuberancias o bultos: antes los haremos examinar por un médico.

El masaje

El receptor deberá estar tendido boca abajo con una almohada debajo de los pies para evitar que rocen con el sofá, otra bajo la cabeza y los hombros y, si se considera necesario, una tercera debajo del abdomen. Esta posición le resultará confortable, puesto que permite que todos los músculos del cuerpo se relajen plenamente.

La persona receptora deberá tenderse de costado si está embarazada o sufre alguna dolencia que no le permita tumbarse boca abajo (véase capítulo 6).

El receptor colocará los brazos en los costados de su cuerpo o colgando del borde del sofá de masaje. La cabeza puede estar apoyada sobre un lado, pero si esta posición no resulta cómoda se puede colocar la frente entre las manos. La mitad inferior del cuerpo se cubrirá con una toalla, que se sujetará en la ropa interior.

1. *Effleurage en toda la espalda*

Nos colocaremos junto al receptor y empezaremos a practicar el effleurage. Con ambas manos, iniciaremos el movimiento en la zona de la parte inferior de la espalda y las nalgas: con una mano en cada lado de la columna vertebral y los dedos señalando hacia la cabeza, realizaremos un effleurage ascendente hacia el cuello. Cuando lleguemos a la parte superior de la espalda, extenderemos las manos hacia fuera a través de los hombros (véase fig. 4.11). Para completar el effleurage, retornaremos a la posición inicial haciendo deslizar las manos sin ejercer ninguna presión. Repetiremos este movimiento unas cuantas veces para establecer nuestro propio ritmo, relajar al receptor y acostumbrarlo a nuestras manos. Cerraremos los ojos para aumentar la sensibilidad. En cada movimiento incrementaremos la presión gradualmente.

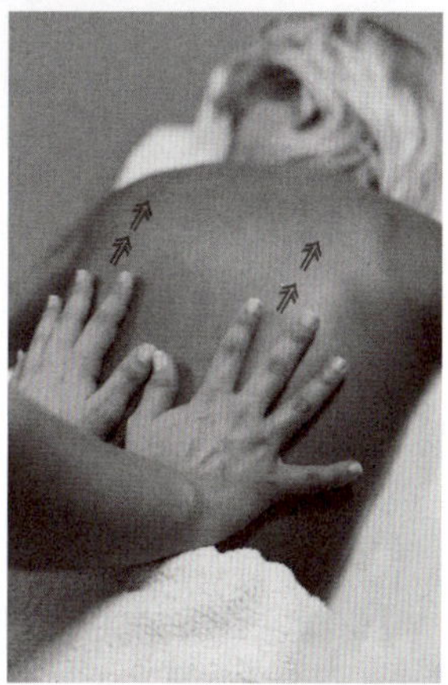

Fig. 4.11

2. *Effleurage lateral en toda la espalda*

Con las palmas hacia abajo, colocaremos una mano en cada lado de la columna vertebral (pero no directamente sobre ella), con los dedos hacia el exterior, y realizaremos un effleurage hacia fuera (véase fig. 4.12). Repetiremos este movimiento las veces que sean necesarias, subiendo gradualmente hasta que hayamos trabajado toda la espalda.

3. *Friccionar los músculos de la columna vertebral*

Colocaremos las yemas de nuestros pulgares en los dos hoyuelos que suelen ser visibles en la base de la columna vertebral y friccionaremos de forma simultánea ambos lados de los músculos espinales. No debemos realizar estos movimientos de fricción directamente en la propia columna vertebral. Paulatinamente, ascenderemos hacia la par-

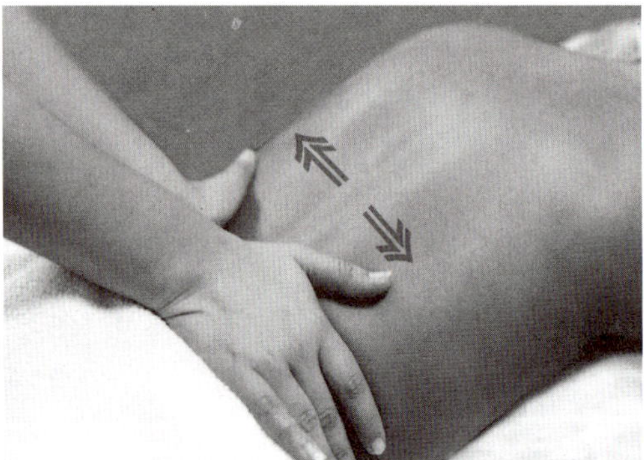

Fig. 4.12

te superior de los hombros manteniendo la misma distancia entre los pulgares a medida que avanzamos por la espalda (véase fig. 4.13). Los círculos que iremos describiendo, siempre hacia fuera, serán lentos, firmes, profundos y penetrantes para que podamos identificar los nudos y nódulos que existan. Si llevamos a cabo correctamente estos movimientos, seguro que, al llegar a la zona del cuello, nos dolerán los pulgares. Seguidamente, bajaremos a la posición inicial con un movimiento muy suave. Podemos friccionar unas cuantas veces los músculos de la columna vertebral. Cuando existan nudos, realizaremos movimientos circulares de fricción sobre ellos para intentar descomponerlos.

4. Hacer deslizar los pulgares por la columna

Colocaremos de nuevo las yemas de los pulgares en los hoyuelos y los haremos deslizar en sentido ascendente hacia el cuello, ejerciendo una presión firme. Al retornar a la posición inicial, mantendremos las manos en un contacto suave con la espalda. Podemos repetir este movimiento unas cuantas veces para eliminar toxinas.

5. Alisar los músculos espinales

Empezando desde la zona de las nalgas, trabajaremos un lado de la espalda, en sentido ascendente, utilizando movimientos de alisar y alternando ambas manos. Estos movimientos serán completados con

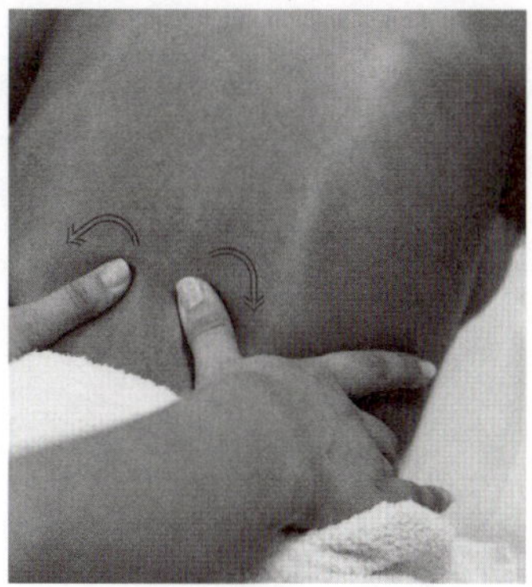

Fig. 4.13

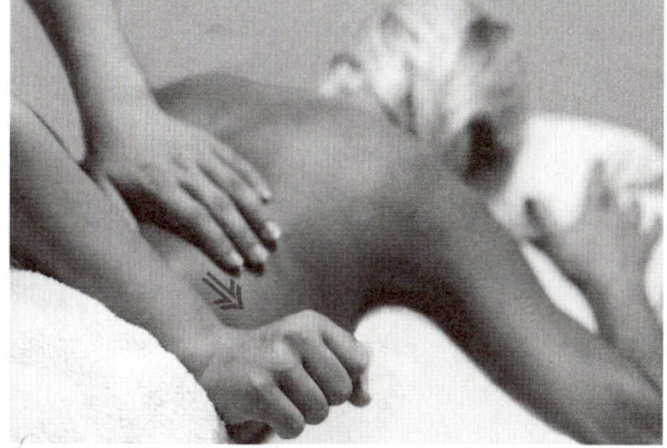

Fig. 4.14

los antebrazos, ascendiendo hacia los hombros, trabajando sobre ellos y volviendo a descender (véase fig. 4.14). No debemos trabajar directamente sobre la columna.

Repetiremos estos movimientos de alisado en el otro costado de la espalda sin perder el contacto con la piel al cambiar de posición.

6. *Effleurage lateral en la parte inferior de la espalda y los glúteos (nalgas)*

Repetiremos el paso 2 pero trabajando solamente sobre la zona lumbar y las nalgas.

7. Friccionar la parte superior del ilion

Volveremos a los hoyuelos de la base de la columna y realizaremos profundos movimientos circulares de fricción (véase fig. 4.15) a través de la parte superior del ilion (parte superior de la pelvis).

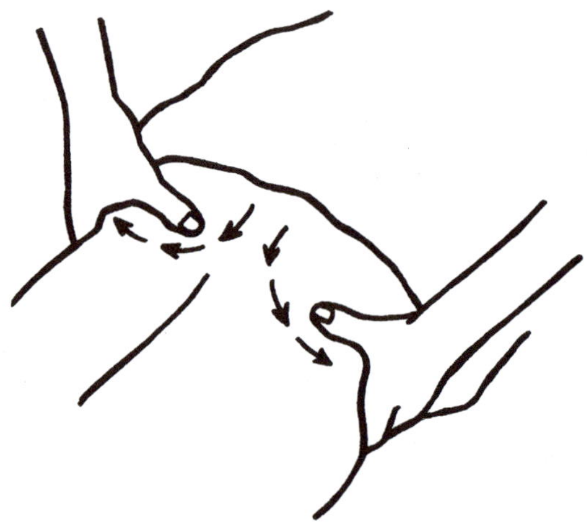

Fig. 4.15

8. Girar alrededor de los glúteos (nalgas)

Situaremos una mano plana sobre el sacro y apoyaremos la otra encima de ella. Utilizando toda la mano, giraremos alrededor de la nalga derecha, regresaremos al sacro y, seguidamente, realizaremos los mismos movimientos sobre la nalga izquierda, retornando después al sacro. Repetiremos este movimiento unas cuantas veces.

9. Petrissage en la zona lumbar y los glúteos

Realizaremos un petrissage en el glúteo y la zona inferior de la espalda trabajando desde el costado opuesto. Al apretar, hacer girar y retorcer el glúteo, trabajaremos los músculos lentamente y de forma concienzuda.

Repetiremos el paso 9 en el otro costado.

10. *Movimientos de percusión*

Realizaremos los movimientos de ahuecar las manos y de cortar en la zona de las nalgas. También podemos golpear y martillar esta área con los puños cerrados siempre que tengamos cuidado de no golpear ninguna zona que no sea suficientemente carnosa. Estos movimientos contribuirán a descomponer las acumulaciones de grasa.

11. *Effleurage*

Realizaremos un effleurage en toda la espalda, recordando que debemos ejercer una presión firme en el toque ascendente y, sin embargo, deslizarnos muy suavemente al descender.

12. *Girar alrededor de los hombros*

Colocaremos una mano plana encima de la otra y, utilizando toda su superficie, llevaremos a cabo amplios movimientos circulares encima y alrededor del omóplato para calentar y soltar la zona. Siempre encontramos rigidez en la zona de los hombros, que puede haber sido causada por la tensión emocional o profesional (por ejemplo, al permanecer muchas horas sentado).

13. *Friccionar la escápula*

El receptor doblará el brazo y lo colocará sobre la espalda para facilitarnos la visión del omóplato (si esta postura le resultase incómoda, podría dejar el brazo a un costado). Realizaremos profundos movimientos circulares de fricción alrededor del omóplato (véase fig. 4.16). Si encontramos nudos y nódulos, intentaremos eliminarlos mediante unos cuantos movimientos circulares de fricción. En cualquier caso, nos aseguraremos siempre de que no causamos demasiada incomodidad.

Repetiremos los pasos 12 y 13 en el otro omóplato.

14. *Petrissage en los hombros*

Nos moveremos a través de la parte superior de los hombros, rítmicamente, levantando, apretando y retorciendo el trapecio y los músculos colindantes alternando ambas manos (véase fig. 4.17).

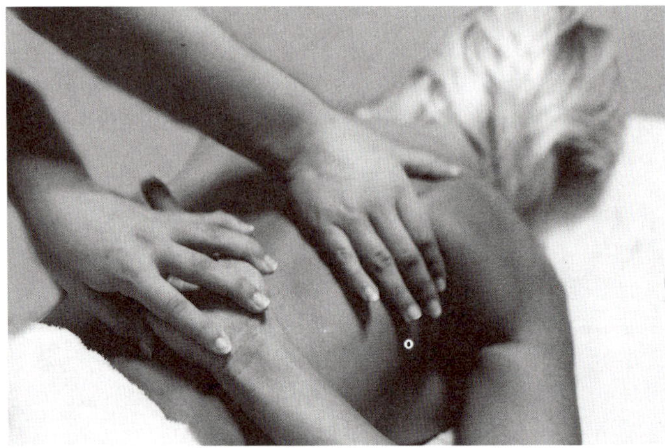

Fig. 4.16

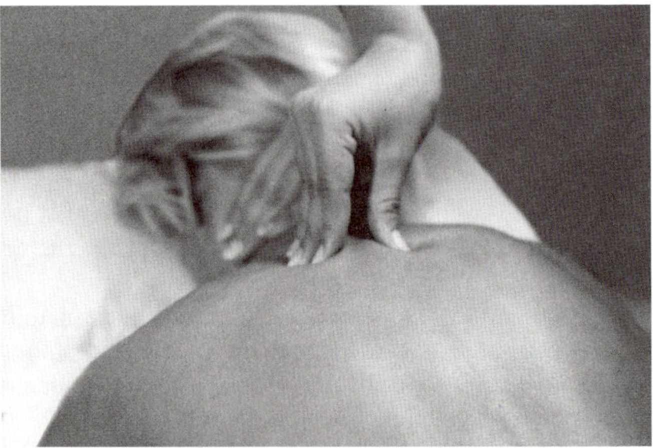

Fig. 4.17

15. *Drenar la zona de los hombros*

Para drenar cualquier toxina que se hubiese podido liberar en la axila, realizaremos un firme effleurage, hacia fuera y en sentido descendente, desde el interior de la escápula hacia los ganglios linfáticos de las axilas.

16. *Flexibilizar el cuello*

Pediremos a la persona receptora que coloque la frente encima de sus manos para enderezar el cuello (a fin de proporcionarle una posición más cómoda, enrollaremos una toalla y se la colocaremos debajo de la frente). Situaremos ambas manos en el cuello, con las palmas hacia abajo, amoldándonos a sus contornos. Seguidamente, lenta y suavemente, levantaremos y apretaremos los músculos del cuello, asegurándonos de que utilizamos toda la superficie de las manos y no sólo los dedos, puesto que esto último provocaría una desagradable sensación de pellizco. El cuello es una zona delicada que requiere trabajar con mucho cuidado y en la que, a su vez, es importante realizar un masaje, puesto que la tensión y la rigidez del cuello a menudo se transforman en dolores de cabeza, jaquecas e incluso vértigos.

17. *Effleurage*

Realizaremos un effleurage en toda la espalda.

18. *Acariciar la espalda*

Relajaremos las manos y, utilizando sólo las puntas de los dedos, acariciaremos muy suavemente ambos lados de la columna vertebral en sentido descendente. Repetiremos este ligero movimiento unas cuantas veces.

19. *Últimos toques*

Cubriremos completamente con toallas toda la espalda y, muy suavemente, siguiendo nuestra intuición, bajaremos las manos hasta posarlas en ella. Mantendremos las manos sobre la zona por la que nos hayamos sentido atraídos sin ejercer ninguna presión.

El brazo y la mano

Las cualidades beneficiosas del masaje

Tanto las manos como los brazos se utilizan de forma constante en nuestras actividades cotidianas en el hogar, el trabajo y las actividides de ocio, por lo que no resulta sorprendente que sean propensos a sufrir tantas lesiones. El masaje puede proporcionar un alivio importante.

Pero no debemos:

- Trabajar sobre fracturas recientes.
- Trabajar directamente sobre zonas inflamadas, como las articulaciones hinchadas.
- Realizar el masaje directamente sobre el tejido de cicatrices recientes.
- Realizar el masaje sobre afecciones infecciosas de la piel.
- Presionar con fuerza en las zonas en las que la piel sea fina o se pueda magullar con facilidad.
- Presionar con fuerza sobre la delicada zona de la parte frontal de la articulación del codo (fosa cubital).

El masaje

1. Effleurage en el brazo

Nos situaremos junto al receptor y realizaremos un effleurage a lo largo del todo el brazo, desde la muñeca hasta el codo. Podemos llevar a cabo este effleurage en ambas direcciones (véase fig. 4.18).

- Con una mano, aguantaremos con cuidado el brazo por la parte inferior mientras realizamos el effleurage (si lo consideramos necesario, también podemos utilizar para ello una almohada).
- «Estrecharemos la mano» del receptor mientras con la otra le realizamos el effleurage.

2. Friccionar el hombro

Para flexibilizar y dar movilidad a la articulación del hombro, utilizaremos lentos movimientos circulares de fricción alrededor de la parte frontal, superior y posterior de ésta.

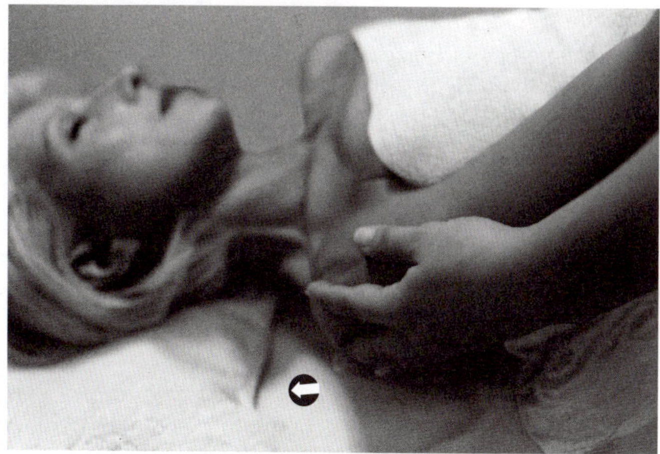

Fig. 4.18

3. Petrissage en la parte superior del brazo

Doblaremos el brazo del receptor y situaremos el antebrazo en posición transversal sobre su cuerpo para que se apoye y descanse en la parte superior del abdomen. Firme y rítmicamente, levantaremos, haremos girar y retorceremos los músculos bíceps y tríceps de la parte superior del brazo (véase fig. 4.19).

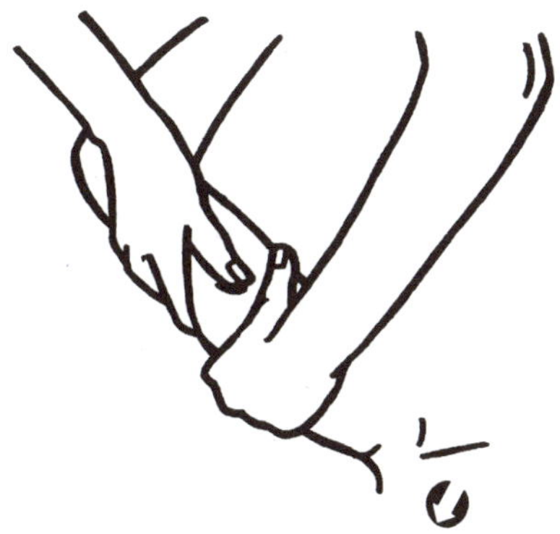

Fig. 4.19

4. Friccionar el codo

Mientras sostenemos el brazo, realizaremos movimientos circulares de fricción alrededor de la articulación del codo para mitigar el dolor y la rigidez. Si provocásemos algún tipo de malestar, deberíamos disminuir la presión.

5. Effleurage en el brazo

Realizaremos un effleurage en todo el brazo para estimular el movimiento de las toxinas que se hayan podido soltar hacia los ganglios linfáticos de las axilas.

6. Effleurage en el antebrazo

Con la parte superior del brazo hacia abajo y el antebrazo levantado, realizaremos un vigoroso effleurage desde la muñeca hasta el codo (véase fig. 4.20).

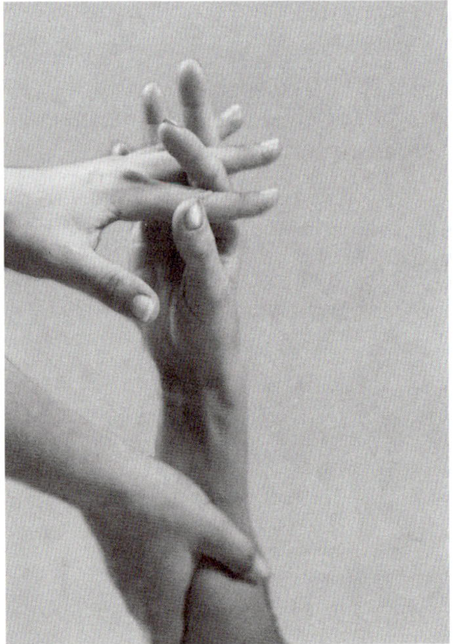

Fig. 4.20

7. Friccionar la articulación de la muñeca

Friccionaremos los huesos carpos de la muñeca utilizando nuestros pulgares.

8. Dar movilidad a la muñeca

Si los tamaños de las manos son compatibles, entrelazaremos nuestros dedos con los del receptor y, con cuidado, lenta y suavemente, doblaremos la muñeca hacia delante y hacia atrás, hacia ambos lados, y la haremos girar en el sentido de las agujas del reloj y a la inversa. Estos movimientos constituyen un excelente ejercicio para los flexores y los extensores de la muñeca.

9. Friccionar la mano

Con nuestros pulgares, friccionaremos la palma y el reverso de la mano del receptor. Con este movimiento flexibilizaremos los metacarpos.

10. Dar movilidad a los dedos

Para trabajar las catorce falanges, apretaremos y estiraremos de forma lenta y suave cada dedo individualmente. Friccionaremos las falanges con nuestros dedos pulgar e índice. Flexionaremos y extenderemos cada falange (debemos recordar que hay dos en la articulación del pulgar y tres en los dedos). Haremos girar cada dedo individualmente en el sentido de las agujas del reloj y en sentido contrario.

11. Effleurage en el brazo

Realizaremos el effleurage en todo el brazo ejerciendo presión, como siempre, al subir por el brazo hacia el corazón y los ganglios linfáticos de las axilas, y deslizándonos suavemente al descender, disminuyendo gradualmente la presión en cada movimiento.

12. Últimos toques

Como toque final, estrecharemos la mano del receptor entre las palmas de las nuestras y apretaremos suavemente.

Repetir en el otro brazo.

El abdomen

La recia pared anterior del abdomen está formada por cuatro pares de músculos. Cuando se contraen, comprimen el abdomen: de este modo colaboran en funciones como la defecación, el parto, la espiración forzada, etc. También tienen una función muy importante relacionada con la postura, al empujar hacia arriba la parte frontal de la pelvis y enderezar con ello la curva lumbar de la columna vertebral. Así pues, si estos músculos pierden su tono, el abdomen sobresale hacia fuera.

El abdomen es una zona del cuerpo que a menudo se ve desatendida hasta que necesita un masaje. Cuando realicemos el masaje en el abdomen debemos recordar que estamos trabajando sobre músculos y vísceras. En todo caso, las ventajas que se pueden derivar del masaje abdominal son importantes.

Las cualidades beneficiosas del masaje

- Puede aliviar el estreñimiento, la hinchazón y la flatulencia. En caso de que el problema fuera crónico, también se deberían cambiar la nutrición y la dieta.
- Aplicado después de una operación (por ejemplo, de cesárea o de apendicitis), una vez que el tejido de la cicatriz haya empezado a sanar, el masaje contribuirá a evitar la formación de adherencias y de las contracciones propias de las cicatrices.
- Si existe prolapso de la víscera y los contenidos del abdomen descienden hacia un nivel inferior, el masaje puede contribuir a remediar el problema si se combina con ejercicio siempre que los músculos todavía conserven parte de su tono. Si se recupera el tono muscular de la pared externa mediante el masaje, los órganos internos pueden mantenerse en una posición normal.

El prolapso de la víscera puede provocarse a causa de una postura incorrecta, una operación quirúrgica en la zona del abdomen, la inexistencia de un apoyo adecuado o la insuficiencia del necesario tono muscular después de dar a luz.

Pero no debemos:

- Realizar el masaje sobre el tejido de cicatrices recientes. Lo haremos solamente cuando hayan curado y entonces únicamente con la autorización de un médico (una vez que la curación es efectiva, el masaje resulta excelente para evitar la formación de adherencias).
- Realizar el masaje cuando exista inflamación de cualquier órgano del abdomen (por ejemplo, en caso de gastritis, apendicitis o colitis).
- Llevar a cabo un masaje en el abdomen antes de que haya transcurrido una hora después de una comida pesada.
- Presionar con fuerza sobre el abdomen durante el embarazo.
- Presionar con fuerza durante los primeros días de la menstruación si resulta molesto.
- Provocar que el receptor hable o ría durante el masaje abdominal, puesto que la tensión de los músculos imposibilita el tratamiento.
- Realizar un masaje en el abdomen con la vejiga llena (antes del tratamiento le indicaremos al receptor que acuda al baño).

El masaje

1. Effleurage circular (con ambas manos)

Al empezar el masaje nos aseguraremos de que estamos situados en el costado derecho del receptor para que podamos recorrer el colon en la dirección apropiada. Situaremos las manos, una encima de la otra, en el ombligo de la persona receptora y las moveremos en el sentido de las agujas del reloj con un movimiento circular (véase fig. 4.21). Incrementaremos gradualmente el tamaño de los círculos hasta cubrir la totalidad del abdomen. Al principio presionaremos con suavidad, aumentando la intensidad al tiempo que el receptor se vaya relajando.

2. Effleurage circular (con una mano)

Moviendo una mano detrás de la otra en el sentido de las agujas del reloj, realizaremos círculos alrededor del abdomen (véase fig. 4.22).

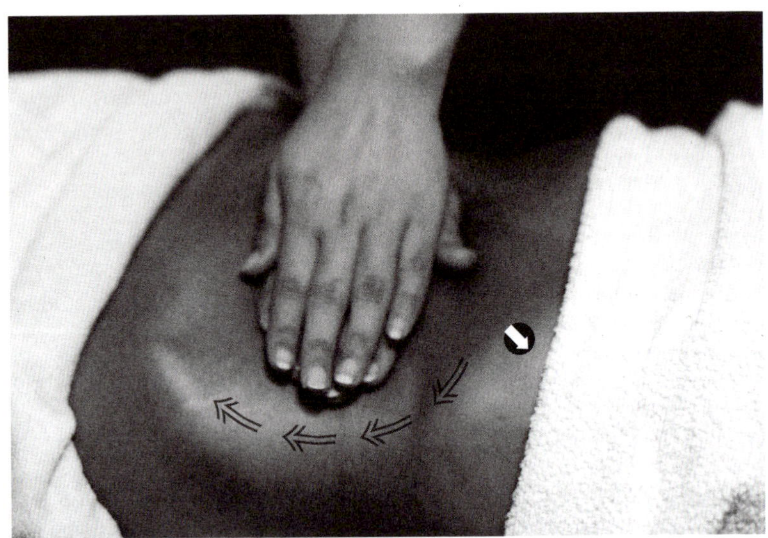

Fig. 4.21

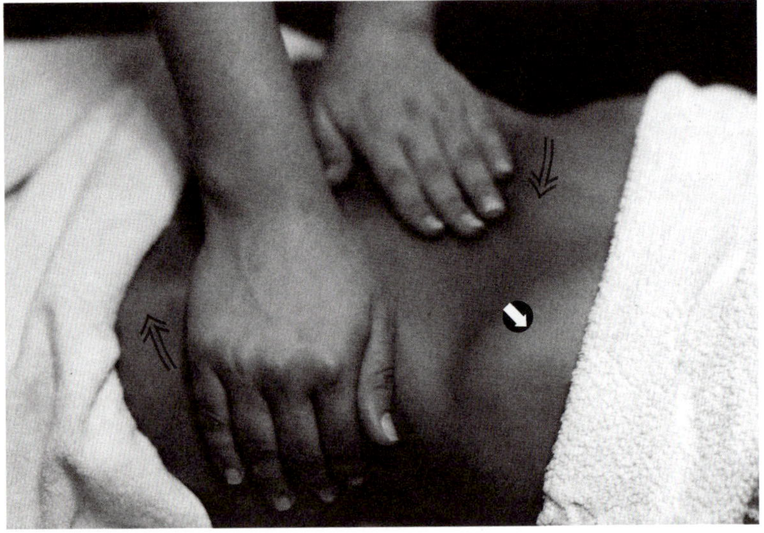

Fig. 4.22

3. Masaje en el colon

Para tratar el colon, empezaremos desde el costado inferior derecho del abdomen. Con la superficie plana de los tres dedos centrales de una mano, trabajaremos alrededor del colon mediante pequeños movimientos circulares de fricción en el sentido de las agujas del reloj (véase fig. 4.23). El masaje del colon se inicia en el ciego, sube por el colon ascendente hasta el pliegue hepático, sigue por el colon transverso hasta el pliegue esplénico y baja por el colon descendente hasta el colon sigmoides. Seguidamente, haremos deslizar la mano a través del abdomen, sin ejercer ninguna presión, hasta el punto de partida. Lo repetiremos unas cuantas veces.

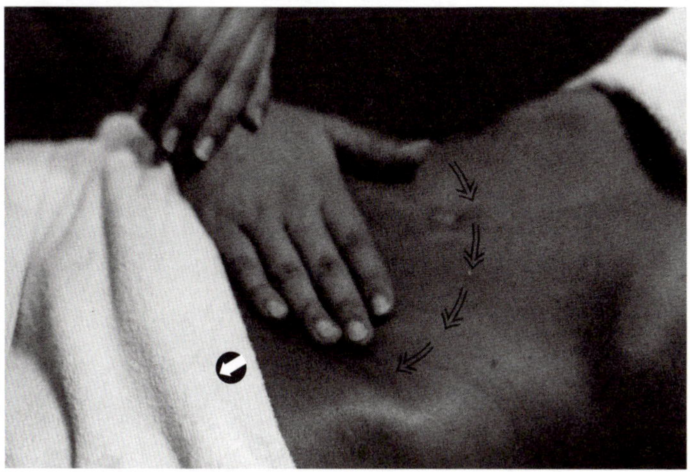

Fig. 4.23

4. Effleurage circular (con las dos manos)

Repetiremos el toque circular trabajando suave y uniformemente y moviendo una mano detrás de la otra en el sentido de las agujas del reloj.

5. Drenar el abdomen (un costado)

Extenderemos ambas manos (habiéndolas colocado una encima de la otra) hacia el otro costado del receptor a través de la parte inferior de su abdomen y apretaremos y soltaremos en dirección a la zona de la vejiga. Lo repetiremos en el otro costado del abdomen.

6. Drenar el abdomen (ambos costados)

Asiremos con ambas manos la parte posterior del abdomen del receptor manteniendo los dedos juntos (si la cintura lo permite). Moveremos ambas manos, apretando y soltando hacia la vejiga (véase fig. 4.24).

7. Petrissage

Levantaremos, haremos girar y retorceremos la cintura y la zona de la cadera del costado opuesto a nosotros. Repetiremos los mismos movimientos en el otro costado.

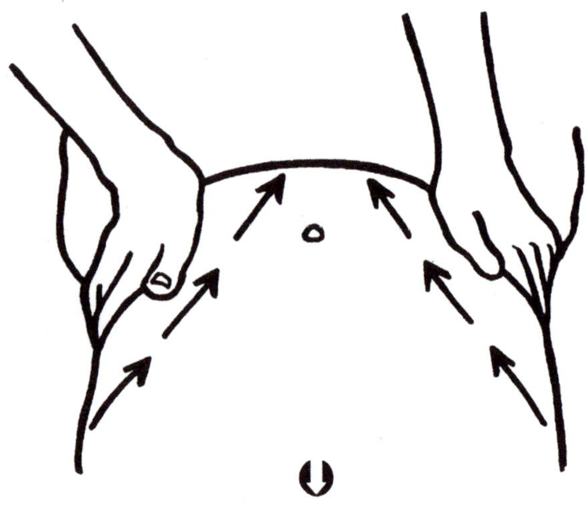

Fig. 4.24

8. Effleurage circular

Realizaremos un effleurage en el conjunto del abdomen moviendo una mano detrás de la otra.

9. *Movimiento de percusión*

Alcanzando el lado opuesto a nosotros, realizaremos de forma suave los movimientos de ahuecar las manos y cortar sobre la cintura y la zona de las caderas para incrementar el tono muscular y descomponer las acumulaciones de grasa.

10. *Balancear la pelvis*

Colocaremos una palma de la mano en cada costado de la pelvis del receptor y la balancearemos lenta y suavemente. Este movimiento flexibiliza la zona pélvica y contribuye a la relajación de todo el cuerpo.

11. *Últimos toques*

Con una mano moviéndose detrás de la otra, repetiremos el effleurage en el sentido de las agujas del reloj. Disminuiremos gradualmente la presión y situaremos finalmente las manos sobre el ombligo.

El tórax y el cuello

Las cualidades beneficiosas del masaje

La zona torácica juega un papel clave en el proceso de la respiración. Si se encuentra constreñida por la tensión, la caja torácica se puede expandir y contraer al inspirar y espirar. Una excesiva tirantez en esta zona puede incluso conducir a afecciones como ataques de pánico, hiperventilación y otros estados de ansiedad por los que una persona puede creer erróneamente que está sufriendo un ataque cardíaco. El masaje en la zona torácica nos permite respirar de forma más profunda y uniforme y contribuye asimismo a la eliminación de toxinas y mucosidades. A menudo los problemas emocionales pueden concentrarse en la zona del pecho: en nuestro lenguaje común utilizamos la expresión «quedarse a alguien una cosa en el pecho». El masaje nos ayuda a liberar estas emociones contenidas.

La zona del cuello resulta vulnerable a la tensión y el estrés físicos y emocionales. La contracción de los músculos del cuello es uno de los factores que más influyen en los dolores de cabeza. El masaje es una excelente forma de mitigar esta tensión.

Pero no debemos:

- Presionar con fuerza sobre la delicada zona del cuello y el pecho.
- Realizar el masaje sobre zonas delicadas o sensibles.
- Realizar el masaje sobre afecciones infecciosas de la piel.
- Trabajar directamente sobre tejidos de cicatrices recientes, heridas abiertas o fracturas recientes.
- Realizar el masaje sobre ningún bulto: debe ser examinado por un médico.

El masaje

1. Effleurage en el tórax

Nos situaremos en la cabeza del receptor y colocaremos las manos en el centro del pecho, justo debajo de la clavícula. Relajaremos los dedos y, con el reverso de ambas manos, realizaremos un suave effleurage hacia el exterior en dirección a las axilas (véase fig. 4.25). Al llegar a los hombros, giraremos las manos y utilizaremos las palmas para realizar la caricia y dirigir la linfa hacia los ganglios axilares debajo de los brazos. Regresaremos, sin ejercer ninguna presión, al punto de partida. Repetiremos el movimiento unas cuantas veces.

2. Friccionar el tórax

Iniciaremos el movimiento en el centro del tórax del receptor, debajo de la clavícula. Llevaremos a cabo ligeros movimientos circulares de fricción con los dedos o los pulgares, trabajando hacia la parte frontal de los hombros y alrededor de ella.

3. Petrissage en el tórax

Utilizando alternativamente las dos manos, levantaremos, apretaremos y retorceremos la zona carnosa de la parte frontal de la axila del receptor. Trabajaremos un lado y seguidamente haremos deslizar las manos a través del cuerpo y repetiremos los movimientos en el costado opuesto. Estos movimientos sobre los músculos pectorales contribuyen a liberar un exceso de tensión en la zona del pecho.

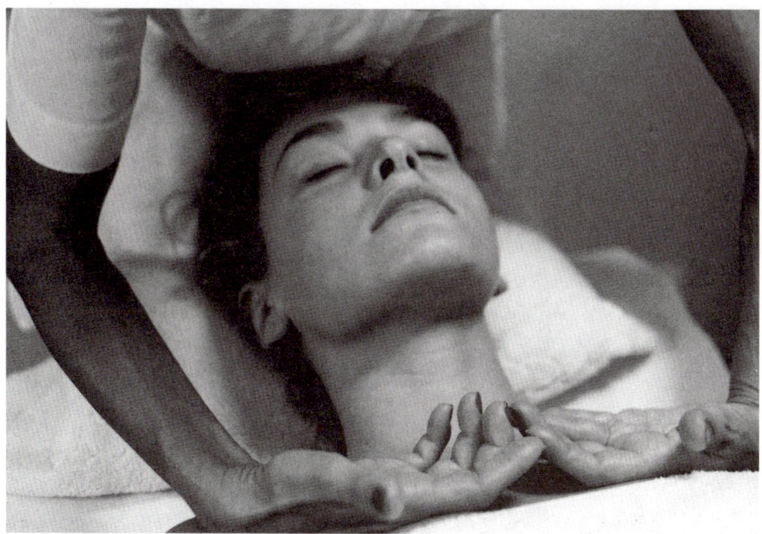

Fig. 4.25

4. *Estirar el tórax y los músculos de los hombros*

Ahuecaremos las manos cerca de la parte superior de ambos hombros y las haremos descender suavemente desde los hombros en dirección a los pies. Lo repetiremos unas cuantas veces.

Moveremos las manos hasta situarlas, igualmente ahuecadas, en la parte frontal de los hombros y, con los brazos rectos, presionaremos hacia abajo. Mantendremos esta posición durante cinco segundos aproximadamente y, despacio, soltaremos los hombros. Lo repetiremos unas cuantas veces.

5. *Flexibilizar el cuello*

Situaremos ambas manos debajo del cuello para que las puntas de nuestros dedos lo rocen y acaricien suavemente, tirándolo hacia nosotros.

6. Deslizarse acariciando

Giraremos la cabeza hacia un lado. Colocaremos una mano en la frente y con la otra nos deslizaremos desde la oreja, bajando por el costado del cuello y sobre el hombro. Lo repetiremos en el otro lado del cuello.

7. Friccionar el cráneo

Con la cabeza recta, deberemos notar la base del cráneo con los dedos de ambas manos. Realizaremos movimientos circulares de fricción a su alrededor.

8. Estirar el cuello

Ahuecaremos las manos y las situaremos debajo de la parte posterior de la cabeza, con los dedos en la base del cráneo. Tiraremos, lenta y suavemente, hacia nosotros mientras nos inclinamos hacia atrás, utilizando de este modo el peso de nuestro propio cuerpo para estirar el cuello. Nunca debemos sacudir el cuello o tirar de él bruscamente.

9. Últimos toques

Apoyaremos suavemente las manos ahuecadas sobre la frente para relajar y calmar al receptor.

El rostro

Las cualidades beneficiosas del masaje

El tratamiento de la cara mediante el masaje resulta una forma efectiva de mitigar los dolores de cabeza de todo tipo si están causados por el estrés, la congestión de los senos del cráneo o por problemas digestivos o de la menstruación. Al aumentar la circulación hacia el rostro, el cutis se rejuvenece y adquiere un brillo saludable. Sus efectos son tan notables que algunas personas optan por recibir regularmente masajes faciales en vez de que les practiquen un estiramiento facial. Con este masaje se puede parecer incluso más joven.

Pero no debemos:

- Realizar el masaje sobre lentes de contacto.
- Trabajar sobre zonas inflamadas o bultos.
- Realizar el masaje sobre los tejidos de cicatrices recientes.
- Realizar el masaje sobre afecciones infecciosas de la piel o zonas de infección como granos o furúnculos.
- Presionar con fuerza en la delicada zona de la cara.

El masaje

1. Effleurage en la frente

Llevaremos a cabo este movimiento, hacia el exterior, a través de la frente utilizando el reverso de los dedos, que estarán relajados (véase fig. 4.26). Regresaremos deslizando las manos sin ejercer ninguna presión.

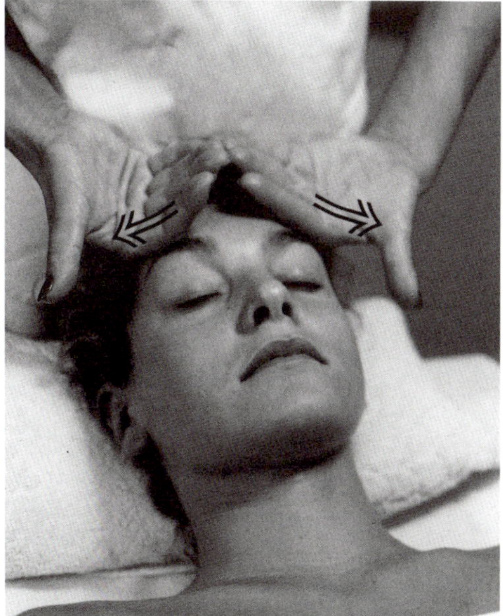

Fig. 4.26

2. Effleurage en las mejillas

Realizaremos el effleurage hacia el exterior, a través de las mejillas y hacia las orejas.

3. Effleurage en la barbilla

También hacia el exterior, realizaremos la caricia a través de la barbilla y la mandíbula y proseguiremos bajando por el cuello hacia los hombros.

4. Trabajar la frente por franjas

Situaremos ambos pulgares en el centro de la frente de la persona receptora, justo encima de las cejas, con el resto de los dedos en los costados de la cara. Lenta pero firmemente, iremos alejando los pulgares del centro, y trabajaremos la frente por franjas, que la irán cubriendo en su totalidad hasta el límite del pelo (véase fig. 4.27).

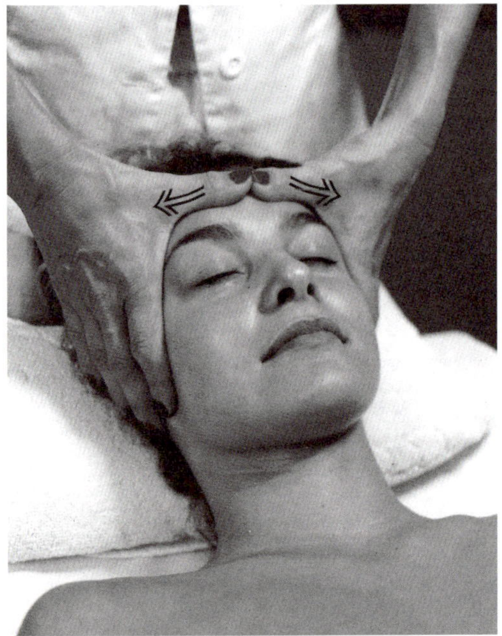

Fig. 4.27

5. Desatascar los conductos nasales

Utilizando los pulgares, frotaremos suavemente ambos lados de la nariz.

6. Descongestionar los pómulos

Empezando bajo los ojos, frotaremos con suavidad hacia el exterior a través de las mejillas. Iremos cubriendo toda la zona de las mejillas en franjas horizontales y, al llegar a las orejas, realizaremos un masaje sobre ellas con los pulgares y los dos primeros dedos, estirándolas y soltándolas suavemente.

7. Descongestionar la barbilla

Comenzaremos justo debajo de la boca y frotaremos suavemente la barbilla hacia el exterior con los pulgares. Deberemos cubrir toda la zona del mentón y la mandíbula, trabajando de nuevo en franjas horizontales.

8. Liberar de tensión el cuero cabelludo

Con las puntas de los dedos, realizaremos un masaje en el límite del pelo, recorriéndolo firme y suavemente, con profundos movimientos circulares de fricción, desde la parte superior de la frente hasta la base del cráneo.

9. Últimos toques

Acariciaremos suavemente el cabello desde las raíces hasta las puntas para soltar la tensión que todavía pueda quedar. Gradualmente iremos acercando las manos hacia las sienes hasta posarlas en ellas.

Al finalizar el tratamiento, nos lavaremos completamente las manos en agua corriente fría para limpiarnos tanto física como psíquicamente.

El automasaje

El automasaje constituye un método estupendo para aliviar el estrés y la tensión, así como para tratar desarreglos comunes, como las piernas o los pies cansados, el dolor de espalda, los problemas de colon, el dolor de cabeza, etc. Tiene también la ventaja de que lo podemos realizar tan a menudo como deseemos, y prácticamente en cualquier momento o lugar.

La espalda

Es una zona de difícil acceso y requiere estirar los brazos, pero vale la pena perseverar porque las ventajas que obtendremos con ello son numerosas.

1. Sentados, presionaremos los hoyuelos de cada costado de la columna vertebral con los pulgares. Realizaremos los movimientos circulares de fricción en ambos lados de la columna, trabajando despacio e intensamente y desplazándonos lo más arriba posible de la espalda (véase fig. 4.28). Buscaremos los nudos y nódulos que

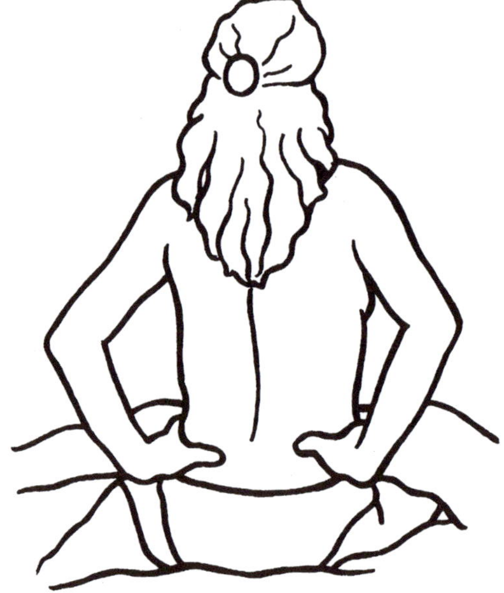

Fig. 4.28

puedan existir en los músculos sacroespinales y, una vez los hayamos encontrado, aplicaremos una presión más firme para descomponerlos.

2. Colocaremos las palmas de las manos, planas, en la espalda, una en cada lado de la columna. Realizaremos un effleurage descendiendo con firmeza por la espalda. Este movimiento será lento, si lo que pretendemos es relajar y calmar, o rápido, en caso de que queramos estimular y vigorizar la zona. También lo podemos llevar a cabo con los puños ligeramente cerrados.

3. Situaremos las palmas de las manos en la mitad de la zona inferior de la espalda, con las muñecas juntas y las puntas de los dedos mirando hacia el exterior. Realizaremos amplios círculos hacia fuera simultáneamente con las dos manos, para flexibilizar y descongestionar la zona lumbar y las nalgas. Si necesitamos un tratamiento más profundo, utilizaremos los nudillos de los puños para realizar el masaje sobre los músculos de los glúteos y la parte superior del ilion.

El abdomen

1. Nos acostaremos sobre la espalda con las rodillas dobladas hacia arriba y los pies apartados para que los músculos abdominales estén completamente relajados.

2. Situaremos las manos planas, una encima de la otra, sobre el ombligo. Llevaremos a cabo amplios y lentos movimientos circulares en el sentido de las agujas del reloj, para contribuir a mitigar cualquier trauma emocional que se hubiera podido concentrar en el abdomen.

3. Para estimular los movimientos normales de los intestinos, friccionaremos suavemente nuestro colon con los tres dedos centrales de la mano. Empezaremos por la parte inferior del costado derecho del abdomen, subiendo paulatinamente por el colon ascendente. Luego friccionaremos el abdomen en sentido horizontal a fin de estimular el colon transverso y, para completar el masaje, iremos bajando por el colon descendente, en el costado izquierdo del abdomen. Para estimular la digestión y mejorar el tono muscular, llevaremos a cabo, suavemente, los movimientos de ahuecar las manos y de cortar.

Las piernas y los pies

El masaje en las piernas es muy útil antes y después de realizar ejercicio, para evitar la rigidez y los calambres. También contribuye a aliviar los dolores producidos tras permanecer todo el día sentados o de pie.

1. *Los músculos de la pantorrilla: effleurage*

Nos sentaremos en el suelo, con una pierna estirada perpendicularmente al cuerpo y la otra doblada, con el pie, plano, en el suelo. Con una mano o con las dos, realizaremos el effleurage empezando desde el talón y avanzando hacia la parte posterior de la rodilla (véase fig. 4.29). Acto seguido, situaremos las manos en la parte frontal de la pierna y continuaremos el masaje, ascendiendo, utilizando los dedos y con la presión reforzada por la mano superpuesta.

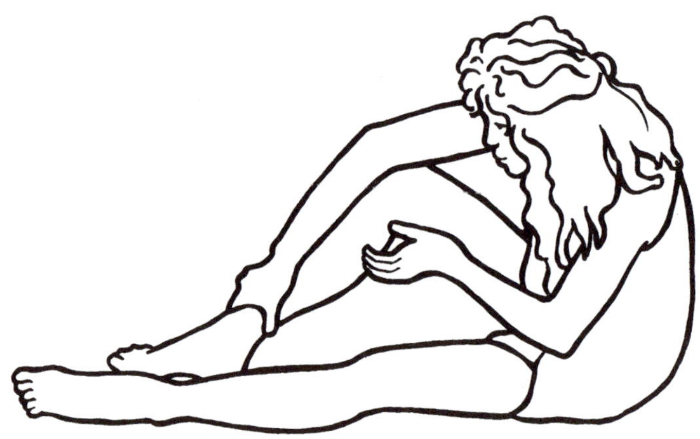

Fig. 4.29

2. *Los músculos de la pantorrilla: petrissage y fricción*

Manteniendo la rodilla doblada, trabajaremos los músculos de la pantorrilla, en la parte posterior de la pierna, levantando, haciendo girar y retorciendo la zona. Con los dedos y los pulgares, aplicaremos una fricción intensa en el tendón de Aquiles.

Si lo deseamos, podemos llevar a cabo los pasos 1 y 2 sentados, colocando la pierna a tratar sobre otra silla.

3. El pie

Sentados, doblaremos una rodilla y dejaremos el pie, de lado, sobre el muslo de la otra pierna. Utilizaremos ambos pulgares para friccionar todo el costado del pie (véase fig. 4.30).

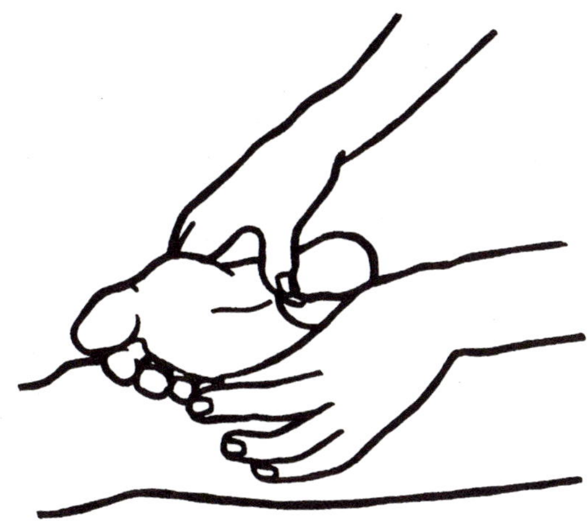

Fig. 4.30

Volveremos a doblar la rodilla y, con el pie en el suelo o en el borde de una silla, friccionaremos su superficie dorsal (parte superior).

4. El muslo: effleurage

Con la rodilla ligeramente flexionada y apoyada en el suelo, realizaremos un effleurage en los músculos de la parte posterior del muslo, ascendiendo con firmeza desde la corva hasta las nalgas. Con la pierna extendida, ejecutaremos un effleurage hacia arriba para tratar los músculos del cuadríceps, en la parte frontal del muslo.

5. *El muslo: petrissage*

Con la rodilla ligeramente doblada, apretaremos y retorceremos la parte interna, media y externa del muslo.

El cuello y los hombros

La posición que permite tratar el cuello y los hombros con más facilidad es la de permanecer sentados.

El cuello: effleurage

Inclinaremos el cuello hacia delante y nos agarraremos las manos detrás de la cabeza. Realizaremos el effleurage mediante intensos movimientos descendentes utilizando solamente los pulgares.

El cuello: fricción

Con las puntas de los dedos, aplicaremos pequeños movimientos circulares de fricción sobre la base del cráneo (véase fig. 4.31).

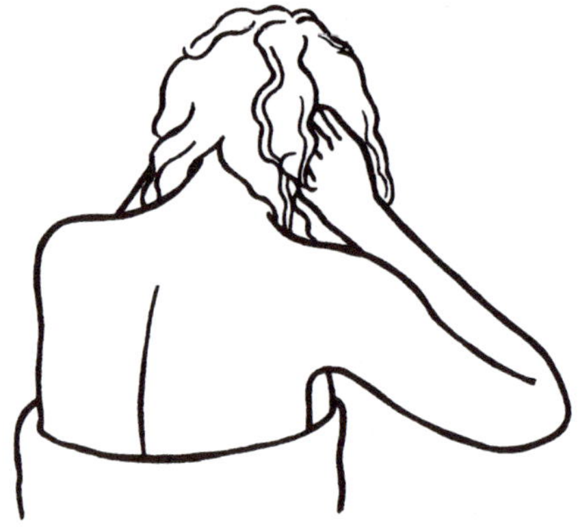

Fig. 4.31

Los omóplatos

Sentados, con el brazo cruzando la parte frontal de nuestro cuerpo, alcanzaremos, con la mano derecha, el omóplato izquierdo en la parte posterior del cuerpo (véase fig. 4.32). Con las puntas de los dedos, presionaremos con intensidad cualquier nudo o nódulo que encontremos. Repetiremos la misma operación en el otro hombro.

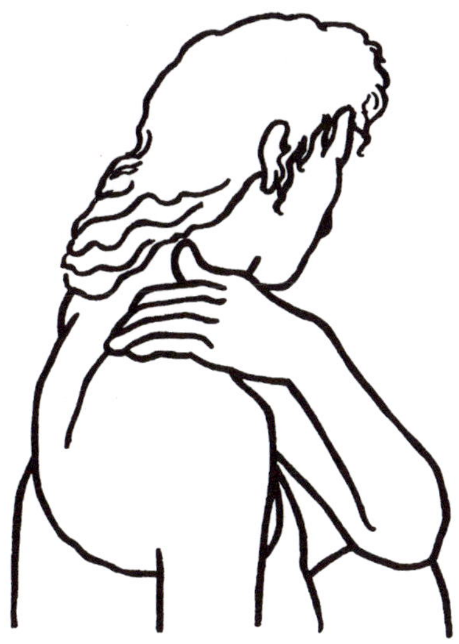

Fig. 4.32

El brazo y la mano

En nuestras actividades diarias utilizamos constantemente los brazos, las muñecas y las manos. Los dolores en los brazos y las manos a menudo son causados por movimientos repetitivos, aunque también pueden ser el resultado de algún problema de cuello. El masaje en estas zonas del cuerpo resulta fundamental para favorecer su resistencia y movilidad y es especialmente positivo para las personas que utilizan las manos y los brazos en su trabajo, como las que tocan instrumentos de teclado, las que trabajan en jardinería o peluquería.

La parte superior del brazo: effleurage y petrissage

Permaneciendo sentados o de pie, aplicaremos movimientos intensos en los músculos flexores de la parte frontal y superior del brazo (bíceps y braquial anterior) y en los extensores (tríceps), en la parte posterior de la misma zona. Trabajaremos siempre en sentido ascendente para intentar hacer circular la linfa hacia los ganglios de la axila.

Apretaremos y retorceremos los músculos de la parte superior del brazo para descomponer cualquier adherencia que pudiera existir y para conducir las toxinas más profundas hacia la superficie.

El antebrazo

Con el codo flexionado y su punta apoyada en el abdomen para facilitar el drenaje, aplicaremos, longitudinalmente, una fricción intensa en los músculos flexores y extensores del antebrazo.

Las manos

Con un puño cerrado, trabajaremos la palma de la mano mediante movimientos circulares para flexibilizar los músculos, los tendones y las articulaciones. Acto seguido, giraremos las muñecas en el sentido de las agujas del reloj y al revés. Para aliviar las dolencias reumáticas y la artritis, estiraremos los dedos y los haremos girar.

La cara y el cuero cabelludo

El masaje en la cara y en el cuero cabelludo resulta estupendo para relajarse, eliminar completamente el cansancio y la ansiedad, aliviar los dolores de cabeza y despejar los senos de la misma. Tras cierto espacio de tiempo, al haberse estimulado la circulación y el drenaje, incluso podemos advertir un sustancial embellecimiento de nuestro cutis, y es posible que las arrugas finas se desdibujen o incluso desaparezcan.

Effleurage

Sentados o acostados, situaremos ambas manos en la frente con las puntas de los dedos de una tocando las de la otra. Realizaremos el effleurage a través de la frente. Repetiremos este movimiento hacia el exterior, primero a través de las mejillas y luego a través del mentón.

Fortalecer la barbilla y la mandíbula

Pellizcaremos a lo largo de la línea de la mandíbula con el pulgar y el dedo índice de cada mano para evitar la formación de papada.

Empezando en el interior de las cejas, pellizcaremos el hueso que se encuentra debajo de ellas hasta llegar al final de éstas. Repetiremos cada movimiento unas cuantas veces.

La boca

Formaremos una amplia «O» con los labios. Con el índice y el corazón de cada mano realizaremos movimientos circulares de fricción alrededor de la boca. Estos movimientos nos ayudarán a detener la aparición de las arrugas finas.

El cuero cabelludo: fricción

Con las puntas de los dedos, llevaremos a cabo pequeños movimientos de rotación hasta cubrir todo el cráneo. Estos movimientos aliviarán la tensión en esta zona y, al mejorar la circulación, también pueden ayudarnos a mantener un cabello más sano.

Últimos toques

Para terminar nuestro masaje y el programa de ejercicios, colocaremos la parte posterior de las manos sobre nuestros ojos, manteniéndolas durante unos cuantos segundos para permitir que los ojos se relajen completamente en la oscuridad. Al apartar suavemente las manos, nos sentiremos refrescados y con más vigor.

5

La aromaterapia y el masaje

El saludable arte de la aromaterapia –el uso de aceites esenciales puros para el mantenimiento de la salud física, mental y espiritual– constituye una muy buena forma de incrementar los efectos terapéuticos del masaje.

Este capítulo no pretende ser una guía completa de aromaterapia, pero sí reseñará algunos de los aceites esenciales de uso más extendido. De hecho, existen más de 200 plantas de las que se extraen sus aceites esenciales. Para una información más amplia sobre el tema me remito a mis libros *Teach Yourself Aromatherapy* y, en Headway Lifeguide, *Aromatherapy*, publicados por Hodder and Stoughton.

Aceites esenciales

Las mezclas

Los aceites esenciales están sumamente concentrados. Cuando los utilicemos para el masaje, por lo tanto, deberemos mezclarlos siempre con un aceite de transporte adecuado, diluyéndolo de forma apropiada (véanse págs. 20-25). Existen, también, unos pocos aceites esenciales que se pueden utilizar sin diluir para tratar heridas como picaduras de avispa, cortes o quemaduras.

Una mezcla suele contener, normalmente, entre un 1 % y un 3 %

de aceites esenciales. Podemos utilizar las siguientes indicaciones a modo de pauta aproximativa:

> 5 ml de aceite de transporte = 1 cucharadita.
> 10 ml de aceite de transporte = 1 cucharada de postre.
> 15 ml de aceite de transporte = 1 cucharada sopera.
> Para 5 ml de aceite de transporte, añadir 1 o 2 gotas de aceite esencial puro.
> Para 10 ml de aceite de transporte, añadir 3 o 4 gotas de aceite esencial puro.
> Para 15 ml de aceite de transporte, añadir 5 gotas de aceite esencial puro.
> Para 20 ml de aceite de transporte, añadir de 6 a 8 gotas de aceite esencial puro.

Un completo masaje corporal requerirá, aproximadamente, entre 10 y 20 ml de aceite.

Dónde guardar los aceites esenciales

Siempre resulta mucho mejor guardar los aceites esenciales en recipientes de vidrio oscuro en vez de hacerlo en recipientes transparentes, puesto que la luz del sol los deteriora. En este sentido, los frascos de color ámbar resultan los más apropiados. Los aceites esenciales son volátiles, por lo que deberemos cerrar inmediatamente el tapón después de su uso, para evitar que se evaporen. Por otro lado, los mantendremos siempre en una temperatura uniforme: evitaremos, pues, la luz solar directa y las repisas situadas sobre algún radiador.

Si mantenemos los aceites esenciales en frascos de cristal de color ámbar y en un lugar fresco, se conservarán durante unos dos o tres años. Los aceites esenciales de cítricos son los que se conservan durante menos tiempo. Una vez diluido en un aceite o una crema de transporte, el aceite esencial se mantendrá durante sólo seis meses.

La compra

Si queremos obtener los mejores resultados, es importante que solamente compremos aceites esenciales puros. Los aceites sintéticos y adulterados conllevan el riesgo de producir efectos secundarios desagradables y dañinos. Los aceites esenciales se pueden adulterar añadiéndoles alcohol, productos sintéticos u otros aceites esenciales más baratos. Debemos, por lo tanto, asegurarnos de que compramos aceites esenciales puros y no aceites que ya han sido diluidos en un aceite de transporte.

El masaje con aceites esenciales

Las cualidades del masaje, si se combina con aceites esenciales, se multiplican extraordinariamente. Al penetrar en la piel, las diminutas moléculas del aceite esencial pueden llegar hasta la sangre y la linfa. En este libro sólo me referiré a la técnica de tratamiento del masaje con aromaterapia, aunque existen otros métodos, como las inhalaciones, los baños, baños de pies y manos, duchas, saunas, aplicación de compresas, gárgaras y enjuagues bucales. Si se desea más información, se puede consultar el libro *Teach Yourself Aromatherapy*.

He escogido dieciséis de los aceites esenciales más comunes utilizados actualmente en la aromaterapia, haciendo especial hincapié en sus usos e indicaciones. Si se sufren afecciones que resulten agudas y persistentes, se debe consultar con un médico cualificado antes de empezar ningún tratamiento.

Bergamota

Nombre en latín   *Citrus bergamia*
Familia   RUTÁCEAS
Cualidades   Antidepresivo, antiséptico, equilibrante,
                    reconfortante

Propiedades y efectos principales

- Es un aceite muy provechoso para combatir el estrés, la ansiedad y la depresión por sus cualidades reconfortantes y sedantes.
- Resulta útil contra las infecciones vaginales y de la región urinaria, la picazón y el afta.
- Contribuye a mejorar el funcionamiento del sistema digestivo, mitigando la indigestión, la flatulencia y la pérdida de apetito como, por ejemplo, en procesos anoréxicos.
- Resulta excelente para tratar infecciones del sistema respiratorio, como el dolor de garganta, la amigdalitis o la bronquitis.
- Por sus cualidades antisépticas, es provechoso para el tratamiento de la piel en casos de acné o de seborrea de la piel y el cuero cabelludo. Asimismo está indicado contra enfermedades infecciosas como la varicela y los herpes.

Precauciones especiales

Deberemos evitar la exposición a la luz solar intensa después de la aplicación de este aceite esencial, puesto que la bergamota incrementa la sensibilidad de la piel ante la luz a causa del alcanfor de bergamota que contiene.

Manzanilla

Nombre en latín	*Anthemis nobilis*
Familia	COMPUESTAS
Cualidades	Equilibrante, calmante, contra la rojez y la irritación, analgésico

Propiedades y efectos principales

- Especialmente indicado para niños y personas sensibles, para el asma, cólicos, infecciones, problemas de la piel y para mitigar los ataques de mal genio.

- Puesto que este aceite esencial contiene hidrocarburos azules, poderosos agentes antiinflamatorios formados durante la destilación, resulta excelente contra las dolencias inflamatorias (colitis, gastritis y dermatitis).
- Es útil para el cuidado de la piel, puesto que calma la piel alérgica e hipersensible, los furúnculos, las quemaduras y las heridas inflamadas. Es igualmente provechoso para el tratamiento de eczemas y pieles secas y con picazón.
- Su acción analgésica alivia los dolores tanto en los músculos como en las articulaciones o los órganos (dolor de espalda, de oído, de cabeza, de estómago o de muelas).
- Es célebre por sus efectos calmantes sobre el sistema nervioso, ya que contribuye a la relajación y a la consecución de un sueño profundo (la infusión de manzanilla es muy utilizada para mitigar el insomnio). Disipa el enfado, la ansiedad, el miedo y la tensión.
- Es muy conocido para el tratamiento de los desarreglos menstruales (dismenorrea, menopausia, menorragia y síndrome premenstrual). Equilibra las hormonas, calma el dolor menstrual, regula el ciclo menstrual y mitiga el mal humor y la irritabilidad.
- Resulta provechoso para el sistema inmunológico, al estimular los leucocitos (los glóbulos blancos de la sangre) y reducir con ello la frecuencia y la intensidad de las infecciones.

Precauciones especiales

¡Ninguna! El aceite de manzanilla tiene todas las garantías.

Ciprés

Nombre en latín	*Cupressus sempervirens*
Familia	CUPRESÁCEAS
Cualidades	Astringente, reductor de los líquidos, reconstituyente

Propiedades y efectos principales

- Resulta útil en cualquier lugar donde exista un exceso de líquidos: edemas, transpiración (especialmente de los pies), enuresis.
- Es muy utilizado para la regulación del ciclo menstrual y para mitigar los problemas menstruales, especialmente el SPM (síndrome premenstrual) y los sofocos, los desequilibrios hormonales, la irritabilidad y la depresión causados por la menopausia.
- Equilibra las pieles grasas, reduce la hinchazón y la celulitis.
- Sus propiedades reconfortantes y regeneradoras ayudan a mitigar la aflicción. El ciprés alivia la tensión nerviosa y las afecciones relacionadas con el estrés.
- Gracias a sus efectos vasoconstrictores, resulta excelente para el tratamiento de las venas varicosas (para el que sólo debemos utilizar un ligero effleurage).

Precauciones especiales

¡Ninguna! El ciprés no es irritante ni tóxico, por lo que no afecta a las pieles sensibles.

Eucalipto

Nombre en latín   *Eucalyptus globulus*
Familia   MIRTÁCEAS
Cualidades   Analgésico (alivia el dolor), antiséptico, expectorante (elimina las mucosidades), estimulante

Propiedades y efectos principales

- Resulta excelente para inhalar y para realizar friegas en el pecho en el tratamiento de todo tipo de problemas respiratorios (asma, catarro, resfriado, sinusitis e infecciones de la garganta).
- Alivia el dolor en afecciones como la artritis, dolores musculares y reumatismo.

- Este aceite esencial tiene poderosas cualidades que estimulan la capacidad intelectual y contribuyen a la concentración.
- Es muy efectivo para cualquier tipo de fiebre y enfermedades infecciosas.

Precauciones especiales

Debemos guardarlo lejos de los medicamentos homeopáticos. En mi opinión, el eucalipto resulta demasiado fuerte para los bebés y los niños pequeños. En pacientes de tan corta edad con problemas respiratorios, prefiero usar aceite esencial de arrayán.

Incienso

Nombre en latín   *Boswellia thurifera/carteri*
Familia   BURSERÁCEAS
Cualidades   Expectorante, estimulante, curativo, rejuvenecedor

Propiedades y efectos principales

- Suscita en las emociones un efecto estimulante, pero al mismo tiempo calmante, que propicia que los traumas y la ansiedad pasados se vayan disipando.
- Fomenta una respiración más pausada y profunda, por lo que se convierte en un elemento ideal para el tratamiento del asma y de todos los problemas respiratorios, especialmente cuando éstos están relacionados con el estrés. Resulta particularmente adecuado para la oración y la meditación.
- Constituye un remedio excelente para el cuidado de todo tipo de pieles. El incienso rejuvenece la piel madura y envejecida, fortaleciéndola y suavizando las arrugas.
- Contribuye a curar úlceras y heridas.

Precauciones especiales

Ninguna.

Geranio

Nombre en latín   *Pelargonium graveolens*
Familia   GERANIÁCEAS
Cualidades   Antidepresivo, equilibrante, curativo, vivificante

Propiedades y efectos principales

- Resulta especialmente beneficioso para el sistema nervioso, puesto que disipa los estados de ansiedad y depresión y vivifica el espíritu.
- Es muy efectivo para aliviar las molestias de la menopausia y el SPM, al equilibrar las hormonas, reducir los líquidos y aliviar la tensión.
- Estimula el sistema linfático, fomentando la eliminación de toxinas.
- Resulta excelente para todo tipo de pieles a causa de su capacidad para equilibrar las glándulas sebáceas, por lo que es provechoso tanto para la piel congestionada como para la seca, inflamada, grasa o la mixta, así como para tratar quemaduras, eczemas, herpes y heridas.

Precauciones especiales

Ninguna.

Jazmín

Nombre en latín   *Jasminum officinalis*
Familia   OLEÁCEAS
Cualidades   Afrodisíaco, euforizante, curativo, tonificante

Propiedades y efectos principales

Al jazmín se le llama a menudo «el rey de los aceites esenciales», y, a causa de su elevado precio, se adultera con frecuencia.

- Es de un valor incalculable para el tratamiento de la depresión, al producir sensaciones de optimismo, confianza y euforia. Muy útil contra la apatía y la indiferencia.
- Resulta muy efectivo en el parto, al fomentar las contracciones y producir, al mismo tiempo, efectos relajantes y aliviar el dolor. Fomenta el flujo de la leche materna después del parto y evita la depresión postparto.
- El jazmín, un renombrado afrodisíaco, contribuye a mitigar la eyaculación precoz, la frigidez y la impotencia. Fortalece los órganos sexuales masculinos y aumenta la cuenta espermática.
- Resulta beneficioso para todo tipo de pieles, especialmente las secas y sensibles. Es muy útil para combatir las estrías y las cicatrices, así como para incrementar la elasticidad de la piel.

Precauciones especiales

Ninguna.

Enebro

Nombre en latín	*Juniperus communis*
Familia	CUPRESÁCEAS
Cualidades	Antiséptico, desintoxicante, reductor de líquidos, purificante

Propiedades y efectos principales

- Es un remedio clásico para infecciones urinarias como la cistitis. Resulta excelente para disminuir la retención de líquidos y para aquellas personas que tienen problemas en el paso de la orina.

- Conocido por sus propiedades desintoxicantes y purificantes, el enebro limpia tanto los desechos del cuerpo como los de la mente, por lo que resulta muy útil para combatir la obesidad y después de una comida copiosa o de haber bebido demasiado alcohol.
- Constituye un aceite idóneo contra el agotamiento emocional y para fortalecer la mente. Al estimular la eliminación de ácido úrico y otras toxinas, resulta muy efectivo para tratar la artritis, la gota y los problemas reumáticos.
- Gracias a sus cualidades purificantes y desintoxicantes, está indicado para el acné, los poros obturados y las pieles grasas y congestionadas.

Precauciones especiales

No existe ninguna por lo que respecta al aceite esencial arriba citado. No se debe usar el *Juniperus sabina* durante el embarazo.

Lavanda

Nombre en latín   *Lavandula officinalis/vera/angustifolia*
Familia   LABIADAS
Cualidades   Analgésico, antidepresivo, equilibrante, curativo, rejuvenecedor, calmante

Propiedades y efectos principales

El aceite esencial de lavanda es uno de los aceites más populares y utilizados en la aromaterapia. Su aroma le resulta familiar a casi todo el mundo y sus propiedades curativas son bien conocidas.

- Es muy recomendable para el sistema nervioso, puesto que mitiga la depresión, la ansiedad y el insomnio. Equilibra los cambios de humor y calma el enojo, la frustración y la irritabilidad. Resulta muy útil tras alguna impresión fuerte.
- Está indicado en caso de hipertensión, palpitaciones y otros problemas cardíacos.

- Su acción resulta de gran valor para aliviar el dolor en afecciones como la artritis, el lumbago, el reumatismo, las torceduras o las distensiones musculares.
- Gracias a sus propiedades estimulantes del sistema inmunológico, la lavanda es muy recomendable para todo tipo de infecciones y virus, catarros, resfriados y afecciones de la garganta.
- Resulta excelente para el cuidado de todo tipo de pieles, gracias a sus poderes rejuvenecedores y a sus efectos equilibrantes. Contribuye a sanar las quemaduras, las quemaduras solares, el acné, los furúnculos, contusiones, eczemas, psoriasis, heridas y toda clase de llagas.

Precauciones especiales

Ninguna. Constituye un suave aceite esencial indicado para todas las edades, desde los bebés hasta las personas mayores.

Limón

Nombre en latín	*Citrus limonum*
Familia	RUTÁCEAS
Cualidades	Alcalino, antiséptico, purificante, revitalizante, estimulante

Propiedades y efectos principales

- Resulta muy recomendable para el sistema digestivo, especialmente para contrarrestar la acidez.
- Está indicado para todas las enfermedades infecciosas, puesto que el limón estimula el sistema inmunológico, reduce la fiebre y restablece la vitalidad, acelerando la recuperación.
- Son muy conocidas sus propiedades para el cuidado de la piel. Su acción limpiadora lo convierte en un elemento indicado para la piel y el cabello grasos, los cortes, las heridas infectadas y las verrugas.

- Al estimular el sistema circulatorio, licua la sangre, por lo que, junto al ciprés, resulta beneficioso en el tratamiento de las venas varicosas (sobre las que sólo realizaremos un suave effleurage).

Precauciones especiales

No se debe utilizar en pieles expuestas directamente a la luz solar. En las pieles hipersensibles lo usaremos con cuidado y moderación.

Neroli

Nombre en latín   *Citrus aurantium*, var. naranjo amargo
Familia   RUTÁCEAS
Cualidades   Antidepresivo, afrodisíaco, rejuvenecedor,
                   tranquilizante

Propiedades y efectos principales

- De gran valor para tratar todos los problemas nerviosos, puesto que éste es uno de los aceites antidepresivos/sedantes más efectivos. Alivia la ansiedad crónica u ocasional, calma los ataques de histerismo y las alteraciones por impresiones fuertes, y contribuye a conciliar el sueño. Resulta adecuado para personas con algún tipo de adicción.
- Es efectivo contra los cólicos, colitis, diarreas e indigestiones nerviosas.
- Su uso se recomienda para reducir las señales de cicatrices y para evitar la formación de estrías. Al fomentar la regeneración de las células de la piel, resulta beneficioso para todo tipo de pieles, sobre todo las que sufran sequedad o sean ya maduras o sensibles.
- Gracias a sus propiedades afrodisíacas, es efectivo para tratar problemas sexuales como la impotencia y la frigidez.

Precauciones especiales

Ninguna. Es un aceite muy suave.

Hierbabuena

Nombre en latín   *Mentha piperita*
Familia   LABIADAS
Cualidades   Analgésico, refrescante, digestivo, alivia el dolor,
                  estimulante

Propiedades y efectos principales

- Ejerce un fuerte efecto sobre el sistema digestivo. Su uso se recomienda en caso de náuseas y vómitos (malestar y mareo al viajar), diarrea y estreñimiento. Alivia el dolor y los espasmos del estómago y el colon.

- Sus cualidades para mitigar el dolor lo convierten en un aceite muy valioso contra los dolores de cabeza y las jaquecas, sobre todo si están relacionados con la digestión. Muy efectivo para disminuir los dolores musculares, la neuralgia y el reumatismo.

- Resulta muy útil para estimular la mente, al eliminar la fatiga mental y contribuir a pensar con claridad.

- La hierbabuena refresca y calma las quemaduras solares y la inflamación, y resulta muy útil contra las pieles congestionadas por algún elemento tóxico, el acné y la piel grasa.

Precauciones especiales

Se debe guardar lejos de medicamentos homeopáticos. Hay que ir con cuidado en su uso sobre pieles sensibles (lo utilizaremos en concentraciones bajas). Puesto que disminuye el flujo de leche materna, evitaremos este aceite durante la lactancia. No lo utilizaremos tampoco en bebés o niños de corta edad.

Rosa

Nombre en latín   *Rosa centifolia/damascena*
Familia   ROSÁCEAS
Cualidades   Antidepresivo, afrodisíaco, persistente y amoroso,
                  rejuvenecedor

Propiedades y efectos principales

- El aroma exquisito y exuberante de la rosa ejerce efectos profundos sobre las emociones, pues llena el corazón de amor y alivia la depresión, la aflicción, los celos, el resentimiento, las impresiones fuertes y la tensión.
- Constituye un valioso aceite para tratar todos los problemas femeninos, puesto que regula el ciclo menstrual y limpia y fortalece el útero. También resulta útil para el SPM y la menopausia. Está recomendado contra la frigidez, la impotencia y otros problemas sexuales.
- Resulta excelente para todo tipo de pieles, especialmente para pieles secas, maduras o sensibles. Reduce las pequeñas venas filamentosas rotas.

Precauciones especiales

Ninguna. Resulta muy provechoso para las mujeres y es suave incluso para los bebés.

Romero

Nombre en latín	*Rosmarinus officinalis*
Familia	LABIADAS
Cualidades	Analgésico, desintoxicante, reductor de líquidos, reconstituyente, estimulante

Propiedades y efectos principales

- Constituye un importante reconstituyente en caso de pérdida de funciones, al fortalecer los músculos y extremidades, la memoria, el pelo, el olfato, etc.
- Su uso es muy recomendable para aliviar el dolor en músculos y articulaciones, ya que mitiga la artritis, la gota, el reumatismo y la rigidez y fatiga musculares.

- Activa y aviva el cerebro, despejando la cabeza y reduciendo la fatiga mental.
- Resulta beneficioso para tratar una amplia gama de dolencias digestivas en las que se requiera desintoxicación, como en el caso del estreñimiento, la flatulencia y la congestión hepática.
- Su uso es útil contra la retención de líquidos y la congestión linfática. Es efectivo contra la celulitis y la obesidad.
- Resulta beneficioso para el cabello y el cuero cabelludo, al estimular el crecimiento del pelo y reducir la caspa.

Precauciones especiales

No se debe usar en exceso durante el embarazo o en casos de epilepsia.

Sándalo

Nombre en latín   *Santalum album*
Familia   SANTALÁCEAS
Cualidades   Antiséptico, afrodisíaco, curativo, relajante,
                    vivificante

Propiedades y efectos principales

- Son muy conocidos sus efectos equilibrantes sobre el sistema nervioso, ya que calma suavemente la ansiedad y la tensión. El sándalo suscita sensación de paz y tranquilidad.
- Resulta especialmente efectivo para el tratamiento de infecciones urinarias, ya que alivia la cistitis y todo tipo de flujos vaginales.
- Es muy útil para problemas sexuales, como la impotencia y la frigidez.
- Muy utilizado contra las dolencias de la piel, el sándalo resulta especialmente beneficioso para las pieles secas, agrietadas, con estrías o deshidratadas. Mezclado con un aceite de transporte, resulta una excelente loción para después del afeitado.

Precauciones especiales

Ninguna.

Árbol del té

Nombre en latín   *Melaleuca alternifolia*
Familia   MIRTÁCEAS
Cualidades   Antiséptico, fungicida, desinfectante, estimulante

Propiedades y efectos principales

- Muy conocido por su importante actividad bactericida, fungicida y antivírica, el árbol del té constituye un elemento imprescindible en cualquier botiquín doméstico de primeros auxilios. Resulta especialmente útil para infinidad de infecciones pre y postoperatorias, así como para síndromes postvirales como la EM (encefalomielitis miálgica). Es muy valioso también en caso de cistitis, afta e irritaciones vaginales o anales.
- Se utiliza en un amplio abanico de problemas de la piel: acné, pies de atleta, furúnculos, carbunclos, varicela, cortes y heridas, herpes y verrugas.

Precauciones especiales

Ninguna. El árbol del té se utiliza mucho, sin mezclarlo, para los primeros auxilios.

Debemos recordar: siempre hay que diluir los aceites esenciales antes de utilizarlos en el masaje.

6

El masaje durante el embarazo y en el parto

La mujer experimenta una serie de importantísimos cambios físicos y emocionales durante el embarazo. El masaje constituye una forma muy valiosa de apoyar a la mujer inmersa en estos rápidos cambios y de prepararla para el parto. He tratado a muchas mujeres a lo largo de su embarazo, las cuales han podido sacar provecho de las cualidades beneficiosas del masaje, disfrutando de embarazos felices y sanos y de partos relativamente fáciles.

Los medicamentos químicos (incluso los que se suelen tomar para las molestias más comunes, como puedan ser el dolor de cabeza o las náuseas) están contraindicados durante el embarazo, puesto que pueden atravesar la placenta y llegar al bebé, con lo que se pueden provocar deformidades en el feto, especialmente durante los primeros y más vulnerables meses.

Combinado con una dieta sana y ejercicio, el masaje proporciona una forma segura, suave y natural de aliviar las molestias y problemas menores del embarazo, sin los indeseables efectos secundarios de los medicamentos. Por supuesto, en caso de que persistieran los síntomas, la madre deberá consultar siempre con un médico.

Las cualidades beneficiosas del masaje

Una futura madre puede conseguir, gracias al masaje, las siguientes ventajas:

- Una sensación de profunda relajación, excepcional tranquilidad, optimismo y bienestar.
- Una importante mejora de su pauta de sueño.
- Menos fatiga y aumento de su energía.
- Disminución o total eliminación del dolor de espalda.
- Estimulación de los sistemas circulatorio y linfático.
- Reducción de la retención de líquidos.
- Alivio o reducción de las venas varicosas.
- Alivio del dolor de piernas y los calambres.
- Disminución de la frecuencia de los dolores de cabeza.
- Regulación de los movimientos de los intestinos.
- Se evita la formación de estrías.
- Se puede preparar para el parto la zona perineal.
- Equilibrio de las oscilaciones en el estado de ánimo y de la depresión causada por los cambios hormonales.
- Disminución del dolor de los pechos.
- Mejora de la postura.
- Fortalecimiento y nutrición de todo el cuerpo y aspecto radiante.
- Entre la futura madre y el bebé se desarrolla un fuerte vínculo, por lo que ambos se sienten felices y satisfechos.

Los cambios de postura durante el embarazo

A pesar de que el embarazo y el parto son procesos absolutamente naturales, el embarazo constituye uno de los acontecimientos que más tensión producen en la espalda de una mujer. Se aumenta un promedio de 13 kilogramos, y aproximadamente el 85 % de las mujeres sufren dolores de espalda durante el embarazo. Durante todo el embarazo se produce la hormona «relaxina» para ablandar y dar elasticidad a los ligamentos para el parto. A medida que el feto crece y se desarrolla en el útero, la postura de la madre cambia drásticamente. El incremento de peso en la matriz tiende a compensarse excesivamente encorvando la postura hacia atrás. Así, la curvatura lumbar aumenta, causando una lordosis (hundimiento de la espalda) en la columna lumbar, aumentando el dolor en la parte inferior de la espalda (véase fig. 6.1). El aumento de la curva torácica crea una ci-

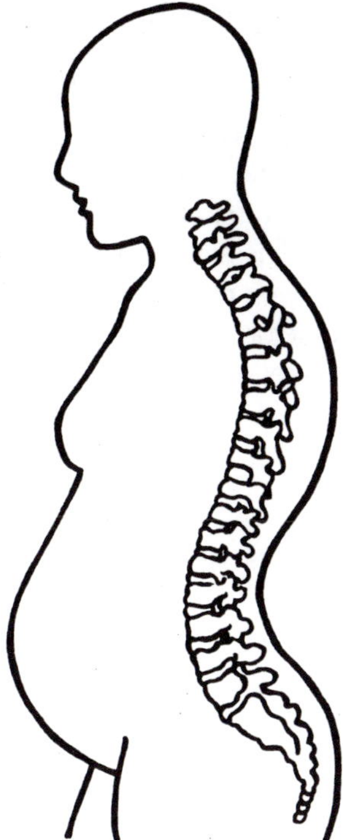

Fig. 6.1

fosis (joroba) en la parte superior de la columna, con la cabeza y el mentón proyectados hacia delante y los hombros hundidos. Todo ello provoca tensión en el cuello y los hombros, y una postura tensa y pesada resulta agotadora.

Los músculos abdominales se estiran hasta llegar al doble de su tamaño original, por lo que normalmente se debilitan, se aflojan y se vuelven lentos, focalizando todo el esfuerzo en la espalda.

El impulso natural del cuerpo de la mujer, al ensancharse, es el de proyectar el estómago hacia fuera, pero tiene la opción de mantener su espalda recta en vez de curvada. Puede ser consciente de su postura e imaginar que una cuerda tira de ella hacia arriba desde la parte superior de su cabeza, sentir cómo se alarga la columna y meter para dentro su parte final a fin de inclinar su pelvis hacia arriba y hacia atrás; puede echar los hombros hacia atrás, levantar bien la cabeza y meter el mentón para dentro; puede distribuir su peso uniformemente entre los dos pies (si el peso es soportado por una sola pierna, se provocará una inclinación de la pelvis y aún más tensión en la columna). Una mujer embarazada no debe llevar tacones altos, puesto que inclinan la pelvis hacia delante, aumentan la presión sobre la columna y distribuyen el peso de forma desigual.

El masaje resulta una forma excelente de ayudar al cuerpo a enfrentarse con estos enormes cambios en su posición.

Consideraciones especiales

- Los movimientos del masaje deben ser suaves y ligeros, consistiendo en su mayor parte en el movimiento de effleurage.

- Deben evitarse los movimientos de percusión. Dependiendo de la etapa del embarazo en la que se encuentre, la receptora puede necesitar adoptar diferentes posturas para el masaje.

- Hay que tener en cuenta que, exceptuando la etapa de las primeras semanas de gestación, a la futura madre le resultará imposible acostarse boca abajo.

- Si la mujer receptora del masaje tiene un historial que nos indique la existencia de riesgo de aborto durante el primer trimestre (tres meses), deberemos tener especial cuidado al trabajar sobre el abdomen y la parte inferior de la espalda.

- En caso de complicaciones como la existencia de hipertensión, diabetes, anemia, hemorragia vaginal, cualquier tipo de caída o accidente, o si se detecta una súbita hinchazón de los pies, los tobillos, los dedos o la cara, siempre se tiene que hacer examinar por un médico titulado.

- Es mejor que los problemas musculares y del esqueleto que no respondan adecuadamente al masaje sean consultados con un osteópata titulado (preferiblemente alguno que posea una formación especializada en técnicas craneales).

Debemos revisar todas las contraindicaciones habituales.

Posturas para el masaje

Tumbada sobre un costado (posición semiprona)

La mujer embarazada se echará sobre uno de sus costados, con la rodilla de arriba flexionada y apoyada en una almohada. Apoyará también la cabeza sobre otra almohada. Le proporcionaremos tantas almohadas como necesite para sentirse cómoda.

Sentada

Se sentará a horcajadas sobre una silla, de cara al respaldo de la misma y apoyada en él sobre almohadas o sobre una colcha doblada. Esta posición resulta muy adecuada tanto para el masaje en la espalda como para realizarlo en el cuello o los hombros.

Tumbada boca arriba

Es fundamental que, cuando la mujer embarazada esté acostada sobre su espalda, coloquemos algunos cojines debajo de sus rodillas para relajar el abdomen y reducir la curva de la parte inferior de la espalda.

Debemos recordar que hay que cubrir a la mujer embarazada con toallas, dejando al descubierto solamente la parte del cuerpo que estemos trabajando. Hay que tener en cuenta que, al permanecer acostados sin movernos, desciende la temperatura de nuestro cuerpo.

La espalda

El dolor de espalda suele ser bastante frecuente durante el embarazo, a causa del peso añadido, el esfuerzo que tienen que realizar los músculos y el reblandecimiento de los ligamentos. Así pues, el dolor de espalda constituye una de las dolencias más comunes, y el masaje en esta zona puede aliviar la mayor parte del malestar. Para este masaje la futura madre puede colocarse echada sobre un costado en una posición semiprona o bien puede sentarse a horcajadas sobre una silla.

Sentada

1. Empezaremos el masaje en la parte inferior de su espalda y, utilizando los movimientos del effleurage, iremos ascendiendo frotándola suavemente hasta llegar a su parte superior. Continuaremos alrededor de los hombros y nos deslizaremos suave y uniformemente en sentido descendente hasta la posición de partida (véase fig. 6.2). Repetiremos estos movimientos hasta notar que los músculos están relajados y flexibles.

2. Situaremos nuestros pulgares en los hoyuelos de la base de la columna y realizaremos los movimientos circulares de fricción (en círculos pequeños y hacia el exterior) en cada lado de la columna vertebral hasta que lleguemos al cuello (véase fig. 6.3). Debemos recordar que, en la zona lumbar, sólo hay que presionar ligeramente.

3. Repetiremos los movimientos de effleurage unas cuantas veces.

4. Apoyando una mano en uno de sus hombros, colocaremos el pulgar de la otra mano entre la columna y el omóplato. Friccionaremos alrededor del borde del omóplato.

5. Cambiando de manos, repetiremos estos movimientos en el otro costado de la espalda.

6. Apretaremos, levantaremos y retorceremos los músculos del hombro, trabajando un solo hombro cada vez para conseguir mejores resultados.

7. Nos situaremos en uno de los costados de la receptora y le pediremos que incline la cabeza hacia delante. Colocaremos, planas, las palmas de ambas manos sobre su cuello. Agarraremos los músculos

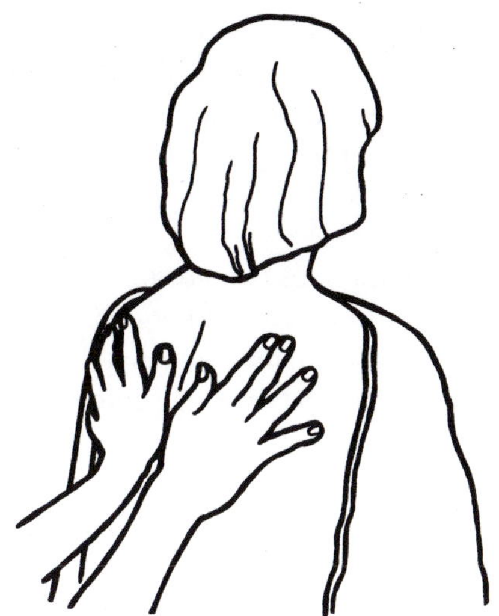

Fig. 6.2

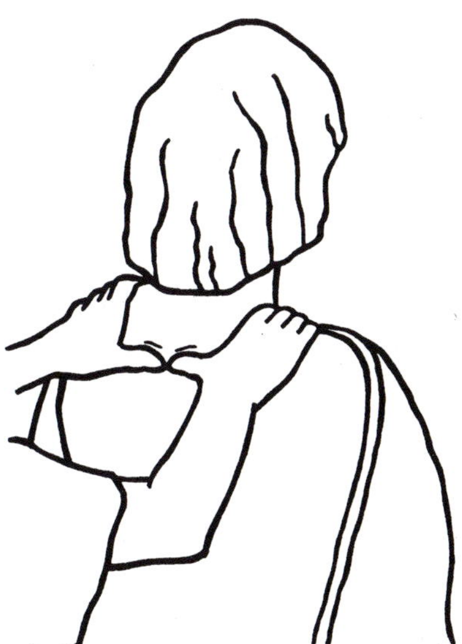

Fig. 6.3

del cuello y los apretaremos, lenta y suavemente, utilizando las dos manos alternativamente. Mientras su cabeza esté en esta posición, podemos friccionar el cuero cabelludo, utilizando las puntas de los dedos para presionar con firmeza.

8. *Últimos toques*

Para terminar, realizaremos unos cuantos movimientos de effleurage más, disminuyendo la presión de forma gradual.

Esta secuencia de masaje también se puede realizar estando la receptora echada en posición semiprona sobre el costado que le resulte más cómodo.

El abdomen

Siempre que nos aseguremos de que nuestros movimientos son suaves y ligeros, el masaje del abdomen es completamente seguro. En ningún caso, pues, presionaremos con fuerza ni realizaremos movimientos de percusión sobre esta zona. Deberemos ir con especial cuidado si trabajamos con mujeres que hayan sufrido algún aborto o con riesgo de padecerlo, especialmente durante el primer trimestre del embarazo.

Durante el embarazo, el abdomen es la zona más indicada para realizar un masaje. Éste resulta muy terapéutico por las razones siguientes:

- Ayudará a aliviar el malestar matinal, el estreñimiento y la diarrea, la acedía y la indigestión.
- Contribuirá a evitar la aparición de estrías.
- Aumentará la fortaleza de los músculos abdominales y, de este modo, ayudará al cuerpo a hacer frente a los grandes cambios de posición que experimentará.
- El masaje fomentará la formación de un fuerte vínculo de unión entre la futura madre y su bebé.

Hay que animar a la madre para que dedique todos los días un tiempo determinado al masaje del abdomen y a hablar con el bebé que aún no ha nacido. Se aconseja que ella misma aplique el masaje en la zona perineal (entre la vagina y el ano), en especial hacia el final del embarazo. Utilizará un poco de aceite aplicado en las puntas de los dedos en el masaje del perineo. Con ello puede evitarse la necesidad de los puntos.

Para las mujeres embarazadas la posición óptima para el masaje abdominal consiste en tumbarse boca arriba con muchos cojines bajo las rodillas para relajar el abdomen y reducir la curva de la región lumbar. Unos cojines bajo la cabeza proporcionarán también más comodidad.

1. Quien aplique el masaje se arrodillará junto a la futura madre, a su derecha, e iniciará un suave effleurage con una mano encima de la otra y en la dirección de las agujas del reloj.

2. Seguirá con los movimientos de effleurage, si bien ahora con ambas manos, una después de la otra, trabajando con suavidad y delicadeza (véase fig. 6.4).

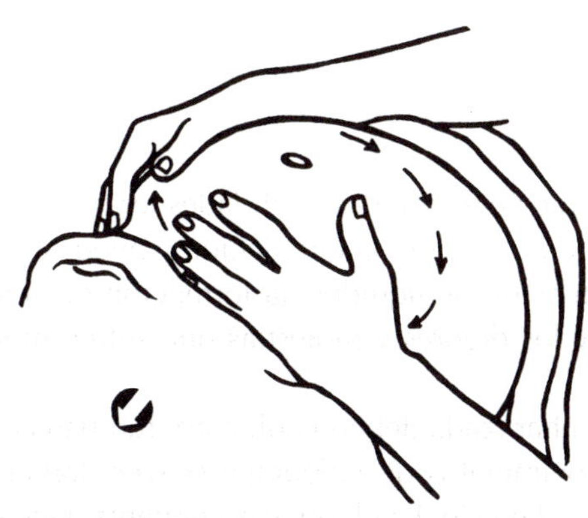

Fig. 6.4

3. Estirar el brazo hacia el costado opuesto y acariciar suavemente la zona de la cintura. Repetir el movimiento en el otro lado (véase fig. 6.5).

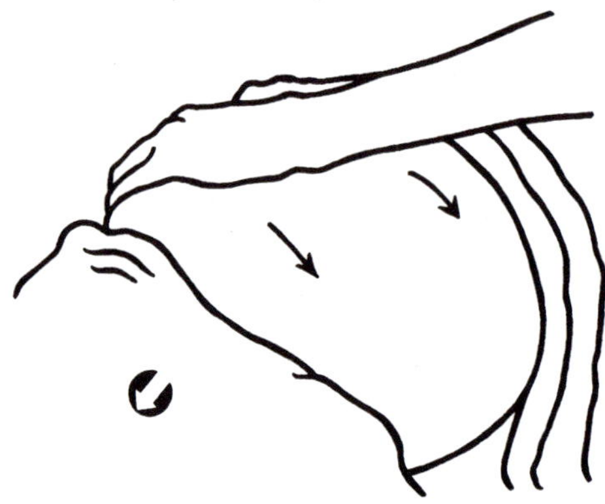

Fig. 6.5

4. *Últimos toques*

Cubrirá el abdomen de la embarazada con una toalla. Ella debe colocar las manos sobre el ombligo. Disfrutará y establecerá contacto con su bebé, el cual a menudo responderá dando alguna patada o con otros movimientos.

La pierna y el pie

El masaje en el pie tiene grandes cualidades terapéuticas y relajantes para la futura madre. Mejora la circulación y puede ayudar a reducir y a evitar la retención de líquidos, la formación de venas varicosas, los calambres y los dolores y molestias que sufren muchas mujeres en este estado.

La mujer embarazada debería colocarse tumbada de costado. Se le aplicarán movimientos de effleurage suaves, trabajando a partir del tobillo hacia el muslo. En el toque ascendente debe ejercerse presión (véase fig. 6.6). Si existen varices, no se efectuará el masaje directo sobre las venas afectadas. También puede estirarse, hacer girar y retorcer el muslo. Se omitirán los movimientos de percusión.

Resulta asimismo fácil el masaje en las piernas y pies con la futura madre tumbada boca arriba, con una serie de cojines bajo las

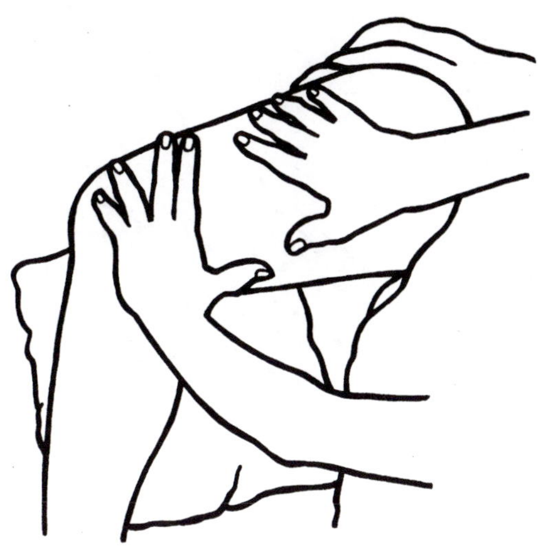

Fig. 6.6

rodillas y la cabeza. Si existen hinchazón y retención de líquidos, levantará ligeramente las piernas.

1. Quien efectúe el masaje colocará una mano sobre el muslo derecho de la embarazada y la otra sobre su pierna izquierda. Realizará unos suaves movimientos de effleurage en sentido ascendente desde los tobillos hasta los muslos pasando por la parte frontal de las piernas y deslizándose hacia abajo sin ejercer presión (véase fig. 6.7). Se repetirán estos movimientos unas cuantas veces.

2. Repetir el effleurage con ambas manos en la parte exterior de ambas piernas unas cuantas veces.

3. Repetir el effleurage con suavidad en la parte interior de ambas piernas.

4. Pellizcar, estirar y retorcer los músculos interiores, medios y exteriores del muslo, trabajando cada vez en una sola extremidad.

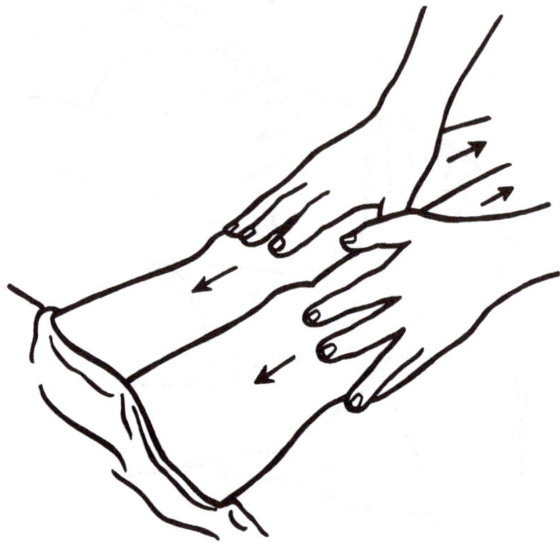

Fig. 6.7

5. Acariciar todo el pie haciendo deslizar suavemente la mano alrededor de los huesos del tobillo y repitiendo el movimiento en sentido contrario.

6. Efectuar un movimiento de rotación en el tobillo en el sentido de
las agujas del reloj; en el contrario, complexión dorsal (tirar hacia
atrás) y flexión plantar, para reducir la retención de líquidos alrededor de la zona vulnerable.

7. Flexionar toda la planta del pie, empezando bajo el dedo gordo
y siguiendo hacia fuera. Seguir con series horizontales hasta cubrir el
resto de la planta.

8. Repetir los pasos del 5 al 7 en el otro pie.

9. *Últimos toques*
Colocar una mano en cada pie y estrecharlos suavemente.

El brazo, el rostro y el pecho

El brazo

El masaje en el brazo apacigua y relaja, y debería llevarse a cabo con la futura madre tumbada boca arriba, con almohadas bajo la cabeza y las rodillas. Puede efectuarse la serie completa que se detalla en las páginas 66-69 o simplemente practicar un effleurage en los brazos.

El rostro

El masaje en el rostro tranquiliza y proporciona una sensación de profunda relajación. A la futura madre puede gustarle muchísimo sentirse mimada. Al final del tratamiento notará un cutis más suave y radiante. Se seguirá la secuencia especificada en las páginas 79-81 con la embarazada tumbada boca arriba.

El pecho

Los senos pueden producir una sensación de irritación y sensibilidad, sobre todo al principio del embarazo. Se recomienda el automasaje en esta zona a fin de aliviar la incomodidad y preparar los pechos para el momento de amamantar. Se colocarán las manos ahuecadas sobre ambos senos y se efectuará un movimiento de effleurage en dirección circular.

Aceites esenciales para el embarazo

Los aceites esenciales puros nos ayudarán muchísimo en el masaje de la futura madre. La receta que presentamos a continuación constituye una mezcla ideal para un aceite de masaje a utilizar durante el embarazo.

3 gotas de mandarina	diluidas en 20 ml
3 gotas de lavanda	de aceite de
2 gotas de neroli	transporte

Pueden mezclarse los aceites para aliviar las molestias y problemas que a menudo se experimentan durante el embarazo siguiendo las proporciones que indicamos a continuación.

Dolor de espalda

Aplicar el masaje de espalda descrito anteriormente.

2 gotas de manzanilla
2 gotas de geranio
} diluidas en 10 ml de aceite de transporte

Estreñimiento

Seguir la secuencia del masaje abdominal.

2 gotas de lavanda
2 gotas de manzanilla
} diluidas en 10 ml de aceite de transporte

Calambres

Seguir los pasos del masaje de la pierna.

1 gota de ciprés
1 gota de geranio
2 gotas de lavanda
} diluidas en 10 ml de aceite de transporte

Retención de líquidos

Seguir los pasos descritos para el masaje de la pierna.

2 gotas de ciprés
2 gotas de geranio
} diluidas en 10 ml de aceite de transporte

Acidez de estómago

Seguir los pasos del masaje abdominal.

1 gota de bergamota
1 gota de mandarina
2 gotas de sándalo
} diluidas en 10 ml de aceite de transporte

Depresión/cambios de humor

Seguir la secuencia del masaje facial.

1 gota de neroli
1 gota de rosas
1 gota de geranio
} diluidas en 10 ml de aceite de transporte

Fatiga

Llevar a cabo un masaje completo.

1 gota de geranio
2 gotas de limón
1 gota de mandarina
} diluidas en 10 ml de aceite de transporte

Contra la aparición de estrías

Seguir los pasos descritos para el masaje abdominal.

2 gotas de incienso
2 gotas de lavanda
2 gotas de mandarina
1 gota de neroli
} diluidas en 20 ml de aceite de transporte

Venas varicosas

Seguir los pasos descritos para el masaje de la pierna (sólo movimientos suaves).

1 gota de ciprés
1 gota de limón
1 gota de geranio
} diluidas en 10 ml de aceite de transporte

Para más información sobre aceites esenciales durante el embarazo, consúltese *Teach Yourself Aromatherapy*.

El masaje durante el parto

Durante el parto, el masaje ayuda a conseguir una sensación de relajación y tranquilidad. Si éste lo lleva a cabo el padre conseguirá participar en la experiencia. Alivia los dolores, sobre todo los de espalda, relaja los músculos, puede ayudar a regular las contracciones y a acelerar el nacimiento. Hoy en día puede trabajarse conjuntamente con los sistemas ortodoxos de alivio del dolor y los complementarios, puesto que el personal médico respeta la preferencia de la madre.

Resulta difícil adivinar qué es lo que preferirá una mujer en el parto, ya que lo que puede resultar apaciguador para una puede llegar a ser terriblemente molesto para otra. En algún punto del parto, alguna ni siquiera soportará que la toquen. Por ello hay que ser flexible y tener paciencia. Las mejores zonas para el masaje son la espalda (en especial la región lumbar), los hombros y los pies. Se utilizarán las posturas y los movimientos descritos anteriormente a pesar de que la mujer cambiará con frecuencia de posición para seguir el ritmo del dolor de las contracciones.

La espalda

Tal vez le apetezca a la futura madre colocarse a horcajadas en una silla o bien puede sentirse más cómoda a cuatro patas. En esta postura, con el balanceo, se alivia el dolor. Cuando se sienta fatigada puede que desee tumbarse de costado en posición semiprona. Se seguirán los pasos del masaje de espalda durante el embarazo descritos anteriormente, añadiendo los siguientes movimientos para aliviar el dolor.

1. Colocar la mano plana sobre el sacro y presionar con firmeza. Con toda la superficie de ésta, efectuar el masaje describiendo movimientos circulares. Pueden llevarse a cabo asimismo estas presiones firmes, profundas, circulares, por toda la zona lumbar.

2. Ejercer una profunda presión con ambos pulgares en el centro de ambas nalgas para aliviar el dolor de la parte inferior de la espalda.
3. Con las dos manos, llevar a cabo un effleurage desde el sacro hacia las caderas y luego en sentido descendente.

El abdomen

Efectuar un effleurage en el abdomen en el sentido de las agujas del reloj con leves caricias, una mano después de la otra.

El pie

Un firme masaje en el pie relaja y alivia el dolor.

1. Llevar a cabo un effleurage firme en el pie con ambas manos.
2. Presionar las plantas de los pies con movimientos circulares. Empezar bajo los dedos y seguir hacia el talón.

Pueden llevarse a cabo los demás movimientos descritos en los capítulos anteriores.

Aceites esenciales para el parto

Las siguientes mezclas nos ayudarán a aliviar el dolor uterino, a regular las contracciones, a reducir el miedo y la ansiedad y a conseguir confianza.

1 gota de rosas 1 gota de geranio 2 gotas de lavanda	diluidas en 10 ml de aceite de transporte
2 gotas de neroli 2 gotas de lavanda	diluidas en 10 ml de aceite de transporte
1 gota de jazmín 1 gota de neroli 2 gotas de lavanda	diluidas en 10 ml de aceite de transporte

Masaje postparto

En muchas culturas, el masaje constituye una parte esencial de la atención postparto. En muchos lugares de Oriente, se efectúan masajes diarios a la mujer como mínimo durante un mes después del parto. Tras cada sesión se le sujeta el abdomen con unas largas tiras de tela.

El masaje después del parto tiene los efectos beneficiosos siguientes:

- Se estimula la contracción de los músculos abdominales para que recuperen su tamaño y tono normales.
- Se fomenta la involución (el hecho de que el útero recupere su tamaño normal).
- Se ayuda a combatir los efectos de la tensión y el cansancio.
- La mujer se siente protegida y recupera su equilibrio emocional en una época en que el súbito cambio en los niveles hormonales puede llevarla a la depresión postparto.

Consideraciones especiales

- No hay que efectuar masajes en la zona del abdomen en la que hay la cicatriz tras una cesárea (aunque puede efectuarse el masaje en las demás zonas).
- Durante los primeros días que siguen al parto, tan sólo se llevará a cabo un suave effleurage en el abdomen.

Movimientos en el masaje

1. Apretar, hacer girar y retorcer en la zona de la cintura, las caderas y los muslos para disgregar el tejido graso que se ha acumulado durante el embarazo.
2. Llevar a cabo un effleurage y un suave retorcimiento en el abdomen para fomentar el tono muscular y reducir las estrías.

Todas las zonas del cuerpo recibirán los efectos beneficiosos del masaje durante el período postparto. Se seguirán los pasos especificados en el capítulo 4, prestando especial atención al abdomen.

Aceites esenciales
para la atención postparto

Se seguirá utilizando el aceite antiestrías citado anteriormente mientras el cuerpo vuelve a la normalidad. Es probable que la madre siga teniendo estrías a medida que baja de peso.

Depresión postparto

1 gota de rosas
1 gota de bergamota   } o bien
1 gota de geranio

1 gota de jazmín
1 gota de neroli
1 gota de mandarina   } diluidas en 10 ml de aceite de transporte

Revitalizante postparto

1 gota de romero
1 gota de limón
1 gota de incienso   } diluidas en 10 ml de aceite de transporte

Curación del perineo

2 gotas de lavanda
1 gota de manzanilla   } diluidas en 10 ml de aceite de transporte

Masaje en los senos

Limpiar todo resto de aceite del pezón antes de dar el pecho al bebé.

2 gotas de neroli
2 gotas de geranio   } diluidas en 10 ml de aceite de transporte

Para más información en cuanto a la utilización de la aromaterapia durante el embarazo, el parto y el período posterior a éste, consúltese *Teach Yourself Aromatherapy*.

7
Masaje para bebés

El del tacto es el primer sentido que desarrolla el embrión al sentir como se le balancea y se le acaricia en el útero, cuando se halla rodeado de líquido amniótico. A medida que el bebé se siente empujado de forma gradual hacia abajo, por el canal del parto, recibe un masaje estimulante que le prepara para adaptarse al nuevo entorno. En cuanto el bebé ha realizado el complicado trayecto que le ha llevado hasta el mundo necesita la constante seguridad que le proporciona el toque amoroso.

Durante siglos, en un sinfín de culturas, se ha practicado el masaje, y hoy en día en determinadas partes de la India, en Pakistán, en determinados países africanos y de las Antillas, el masaje forma parte de la vida cotidiana del bebé. Éste recibe masajes inmediatamente después de nacer y a menudo se los proporciona su abuela. La madre toma el relevo del ritual diario cuando se encuentra preparada para ello. La práctica del masaje sigue a lo largo de toda la vida; tanto los niños como los adultos reciben masajes con frecuencia. El masaje crea un fuerte y amoroso vínculo entre la madre, el padre y el bebé. El ginecólogo londinense Yehudi Gordon afirma que «el masaje ayuda a los padres a comunicarse con su hijo y por consiguiente fortalece el proceso de establecimiento de lazos afectivos».

La caricia tiene una especial importancia para los bebés prematuros y los que requieren atenciones especiales cuando se desea establecer un vínculo afectivo. Los que nacen mediante cesárea y por tanto no reciben el masaje a lo largo del canal del parto, necesitan muchas más caricias. Requieren asimismo masajes los bebés fruto del primer parto, puesto que pueden sufrir el trauma o el *shock* de la velocidad del proceso. Esta práctica ayuda en el desarrollo fisiológico y emocional del bebé. La experiencia nos demuestra que los bebés que reciben masajes con regularidad sufren menos problemas de salud. También comen y duermen mucho mejor que los que no reciben masajes.

Cualidades beneficiosas del masaje

El sistema digestivo

Mejora la digestión y la evacuación. Muchísimas madres afirman que el masaje ayuda a sus bebés a succionar mejor, lo que conduce a perfeccionar las pautas alimenticias. Los bebés que disfrutan del masaje sufren menos problemas de cólicos, estreñimientos y diarreas. En mi práctica diaria cada vez me encuentro con más bebés y niños que padecen estreñimiento. Me sorprende que se les receten medicamentos que puedan comportar una adicción a tan tierna edad, cuando lo que les haría falta es un masaje abdominal diario y en determinados casos, un cambio de dieta.

El sistema nervioso

Sorprende comprobar cómo puede tranquilizarse a un bebé e incluso arrullarlo hasta que se adormece con un simple tratamiento a base de masaje. Con éste se reduce la irritabilidad, la frustración y los accesos de mal humor, lo que repercute en unas noches mucho más tranquilas para los padres. El masaje resulta tan positivo para el estado anímico de los padres como para el bebé, puesto que contando con él los adultos se sienten menos ansiosos y más capaces de afrontar las nuevas tensiones y dolores de cabeza que acarrea un nuevo ser. El masaje hace recuperar la calma y la tranquilidad.

El sistema inmunológico

El bebé que recibe masajes es mucho más resistente a las infecciones y tiene menos problemas de salud. Yo misma tengo dos hijos, de seis y cuatro años, y nunca les he suministrado antibiótico alguno, ¡ni siquiera Calpol!

El sistema respiratorio

Determinados bebés parecen estar llenos de mucosidades. El masaje reduce la tos, los resfriados, los problemas nasales y las infecciones de oído.

El sistema muscular y el esqueleto

El masaje contribuye a flexibilizar y suavizar las articulaciones y los músculos del bebé, al tiempo que le facilita la coordinación de los movimientos musculares.

La piel

Con un masaje regular se mejorará la textura, el tono y el estado de la piel del bebé. Con él se activa la circulación sanguínea y se eliminan con rapidez del sistema todos los residuos. Tras el tratamiento, la piel del bebé tendrá un aspecto saludable y luminoso.

Las emociones

Los bebés y niños que han recibido masajes parece que experimentan menos problemas emocionales o psicológicos más adelante en la vida. Son personas más confiadas, independientes y seguras, y mucho más equilibradas.

Según Stuart Korth, fundador del Osteopathic Centre for Children, nueve de cada diez niños quedan traumatizados durante el proceso del parto. Estoy completamente de acuerdo en que habría que examinar a todos los bebés después de éste para reducir y solucionar los desequilibrios y restablecer y mantener su salud.

El enfoque craneano de la osteopatía constituye un sistema de tratamiento suave, seguro y no lesivo. Se utiliza el sentido del tacto altamente desarrollado del osteópata para identificar y corregir alteraciones y limitaciones tanto en los huesos del cráneo como de todo el cuerpo. Los médicos cada día son más conscientes de las ventajas de la osteopatía en el campo craneal. Nos dan cuenta de ello en general los pediatras, las comadronas, los médicos de cabecera y otros profesionales del campo de la atención sanitaria. En este sentido es vital la consulta con un osteópata que haya recibido formación en pediatría y tenga experiencia en este terreno. Hay que tener en cuenta, sin embargo, que la persona posea titulación en osteopatía y experiencia en su rama craneal. Un terapeuta craneosacral, por ejemplo, no recibe la misma formación.

Consideraciones especiales

- Nos aseguraremos de que la estancia está totalmente caldeada. Para el masaje, el bebé permanecerá desnudo, y hay que tener en cuenta que un niño de tan corta edad pierde temperatura con gran rapidez y nota el frío más deprisa que un adulto.
- Tendremos siempre en cuenta el estado de ánimo del bebé y le practicaremos el masaje sólo cuando veamos que el momento es el adecuado. Jamás lo intentaremos cuando el bebé tenga hambre, se sienta inquieto, irritado o cansado. Podemos llevarlo a cabo a cualquier hora del día, teniendo en cuenta que las mejores son media hora después de la comida o del baño. Si se nota que el bebé no disfruta con el masaje, se detendrá inmediatamente y se probará más tarde.
- Quien efectúe el masaje debe encontrarse asimismo de buen humor. Si siente cansancio, irritabilidad, tristeza o bien tiene prisa, a buen seguro comunicará tales sensaciones al bebé. Los pequeños tienen una gran intuición.
- El bebé puede atender durante un limitado espacio de tiempo y se cansa con facilidad. Probablemente diez minutos serán suficientes.

- Antes de empezar, uno debe cerciorarse de que tiene a mano todo lo que va a necesitar: aceite, toallas, mantas, pañales limpios, pañuelos y ropa.
- Quien practique el masaje debe llevar las uñas recortadas y quitarse las joyas que pueda llevar.
- Resulta positivo empezar el masaje situándose frente al cuerpo del bebé para asegurar el contacto visual, la confianza y la seguridad.
- Se repetirán frases tranquilizadoras durante todo el proceso para convertir la experiencia en algo muy placentero.
- Si no se ha curado del todo el ombligo, no deberá tocarse.
- Se colocará una toalla en el suelo para evitar cualquier accidente. Hay que tener en cuenta que el bebé en general vaciará la vejiga durante el masaje.
- Antes de poner las manos sobre el cuerpo del bebé nos aseguraremos de que no están demasiado frías. Un cambio brusco de temperatura puede hacerle llorar.
- Se calentará el aceite a la temperatura de las manos colocando unos minutos el recipiente en un cuenco lleno de agua caliente.

Posturas para el masaje

1. Al efectuar un masaje a un bebé, nos situaremos sentados en el suelo con las piernas estiradas hacia delante. Podemos flexionar ligeramente las rodillas, colocando una almohada debajo de éstas, de forma que el bebé se apoye en nuestros muslos, o bien
2. Colocaremos un edredón nórdico en el suelo y sobre éste, una toalla cálida y suave.

Aceite para el masaje del bebé

Un aceite vegetal suave que sea de fácil absorción para la piel, como el de almendras dulces, resulta perfecto para el masaje. Hay que tener en cuenta que debe usarse únicamente aceite vegetal sin refinar y prensado en frío (véanse págs. 20-25). No se recomiendan los aceites minerales, pues suelen obturar los poros y no penetran con facilidad.

La siguiente combinación aromática puede utilizarse como aceite de masaje general. Sugerimos tener a mano un frasco con 50 ml.

1 gota de manzanilla   }   diluidas
1 gota de lavanda   en 50 ml
1 gota de neroli   de aceite de
1 gota de rosas   transporte

No hay que añadir más gotas de aceites esenciales, ya que los bebés y los niños necesitan menos cantidad de éstos. Un exceso podría resultar perjudicial.

Procedimiento sugerido

No existen unos pasos inamovibles para el masaje del bebé, al contrario, es mejor que cada cual encuentre su propio procedimiento. Seguiremos los dictados de la intuición y nos iremos adaptando. Llevaremos a cabo cada movimiento unas cuantas veces.

Las piernas y la parte frontal del cuerpo

Al bebé le fascinan los dedos de sus pies, por lo que le encantará observarnos mientras llevamos a cabo el masaje. El bebé permanecerá tumbado boca arriba.

1. Aplicaremos aceite en nuestras manos y friccionaremos suavemente la pierna del bebé. Sostendremos su pie y practicaremos un effleurage en la pierna, del tobillo al muslo (véase fig. 7.1). Dejaremos deslizar las manos con suavidad hacia abajo sin ejercer presión. Repetiremos el effleurage unas cuantas veces.

2. Haremos girar las manos con gesto suave, como el movimiento de un destornillador, empezando por el tobillo y siguiendo hacia el muslo (véase fig. 7.2).

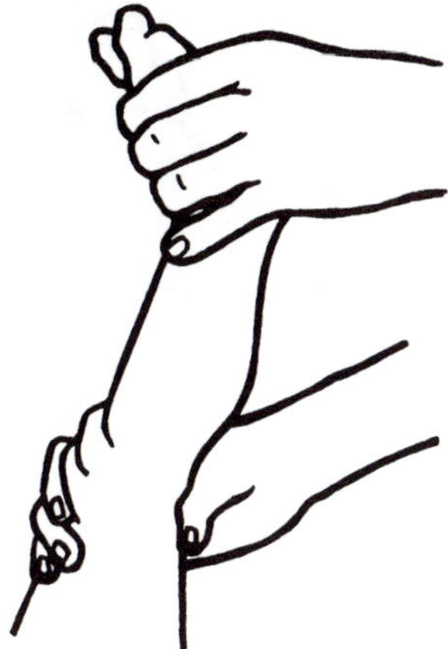

Fig. 7.1

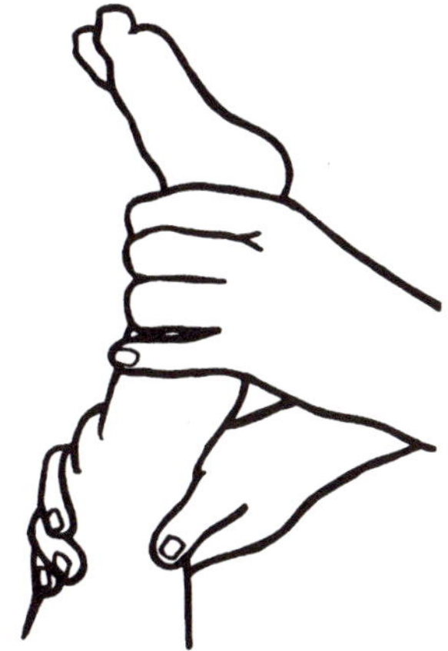

Fig. 7.2

3. Agarrar el pie y efectuar un suave masaje en la planta con el dedo gordo y describiendo movimientos circulares (véase fig. 7.3).

4. Hacer girar lenta y suavemente el pie en el sentido de las agujas del reloj y luego en sentido contrario.

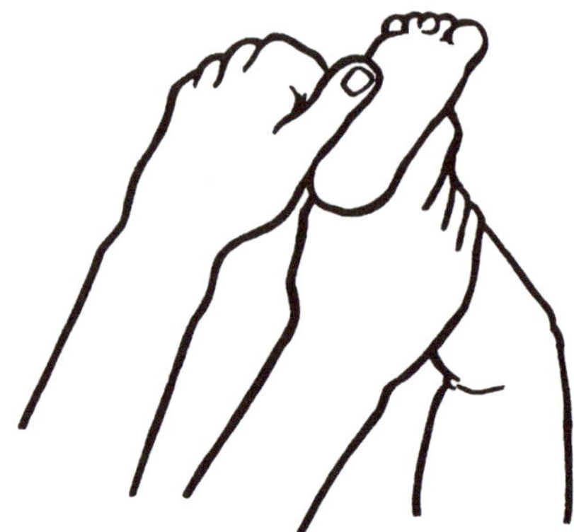

Fig. 7.3

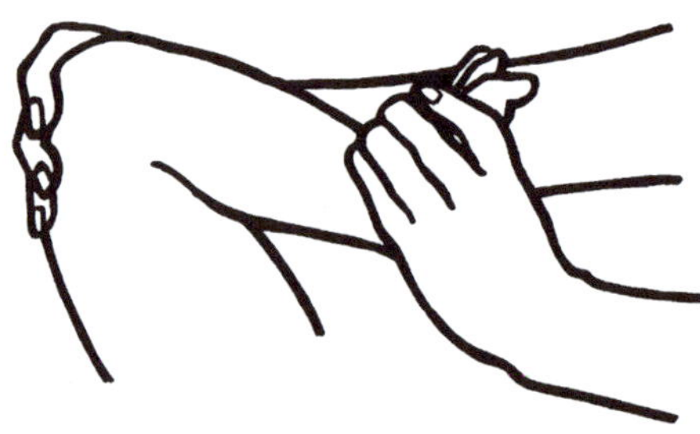

Fig. 7.4

5. Aguantar el pie con una mano. Apretar cada uno de los dedos entre el índice y el pulgar.

6. Hacer flexionar la rodilla y estirarla lentamente (véase fig. 7.4).

7. *Últimos toques*
Realizar un effleurage por toda la pierna, disminuyendo gradualmente la presión.

Repetir los movimientos en la otra pierna.

El pecho y el abdomen

1. Con ambas manos, efectuar un lento y suave effleurage en la parte frontal del cuerpo. Deslizar las manos en sentido contrario (véase fig. 7.5).

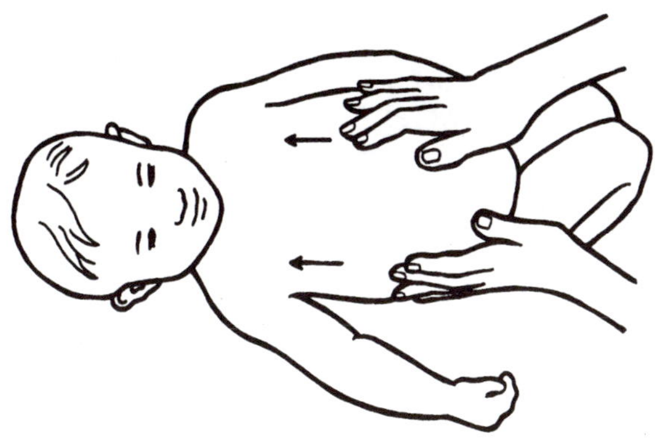

Fig. 7.5

2. *Effleurage cruzado*

Se colocarán ambas manos en la parte inferior del tronco. Con la derecha, se realizará un effleurage hacia el hombro izquierdo. En cuanto a la mano derecha llegue al hombro opuesto, con la izquierda se realizará un effleurage hacia el hombro derecho (véase fig. 7.6). Repetir estos movimientos con ritmo lento y uniforme.

3. Colocar ambas manos sobre el pecho del bebé y acariciar suavemente su superficie en dirección hacia fuera (véase fig. 7.7).

4. Con los dedos planos, describir movimientos circulares por toda la zona del pecho.

5. Colocar ambas manos sobre el abdomen, una encima de la otra, y acariciar con gran suavidad siguiendo la dirección de las agujas del reloj (véase fig. 7.8). Dichos movimientos constituyen un exce-

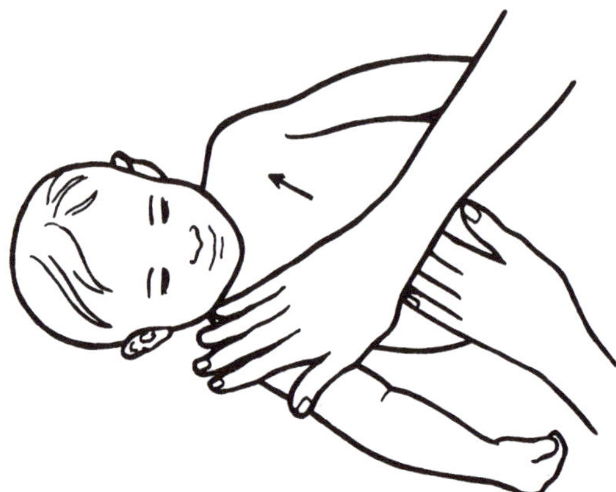

Fig. 7.6

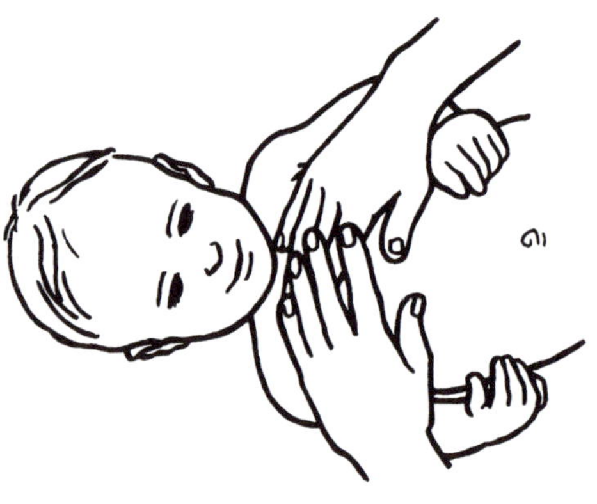

Fig. 7.7

lente remedio contra el cólico, el estreñimiento y otros problemas digestivos.

6. *Últimos toques*

Repetir el effleurage con ambas manos, haciéndolas deslizar sobre la parte frontal del cuerpo, hacia los hombros, y en sentido contrario.

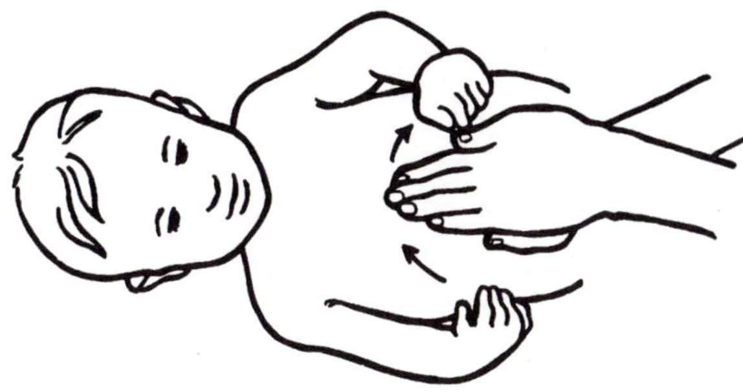

Fig. 7.8

Los brazos y las manos

El bebé puede seguir tumbado boca arriba o bien, si es lo suficientemente mayor, podrá permanecer sentado.

1. Sujetar la mano del bebé y efectuar un suave y lento effleurage desde los dedos hasta el hombro (véase fig. 7.9). Seguir en sentido contrario.

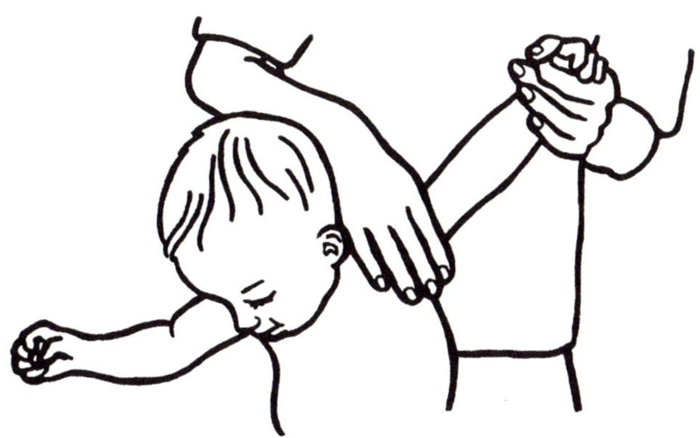

Fig. 7.9

2. Girar con suavidad las propias manos en el movimiento de un destornillador, subiendo desde la muñeca hasta el hombro (véase fig. 7.10).

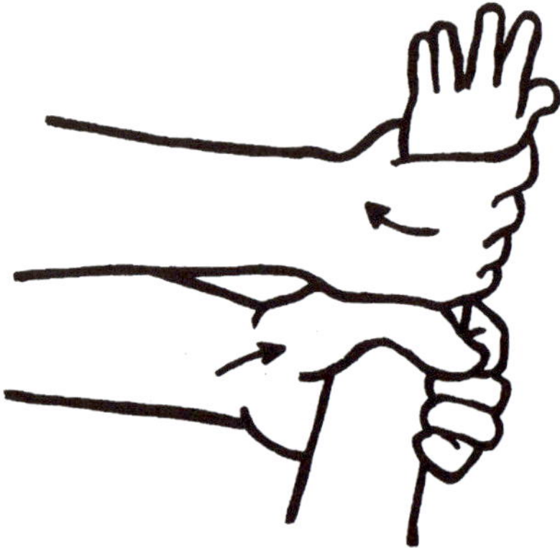

Fig. 7.10

3. Abrir la mano del bebé. Sujetar la parte posterior de la mano y, utilizando los dedos, efectuar un suave effleurage sobre la palma con movimientos circulares.

4. Realizar un masaje en cada dedo desplegándolos con cuidado uno tras otro.

5. Girar lenta y suavemente la muñeca del bebé en el sentido de las agujas del reloj y en el contrario.

6. Flexionar y extender con cuidado, lentamente, el codo del bebé.

7. *Últimos toques*

Sujetar la mano del bebé y repetir el effleurage desde los dedos hasta los hombros. Acabar estrechando la mano de éste entre nuestras palmas ahuecadas.

Repetir estos movimientos en el otro brazo.

El rostro

El masaje facial debe llevarse a cabo a base de ligeros toques. Es una de las zonas en las que más compensa trabajar. Quien lleve a cabo el masaje disfrutará del contacto visual con el bebé. Debe tenerse mucho cuidado y no aplicar aceite cerca de los ojos del pequeño.

1. Acariciar suavemente los costados del rostro del bebé de arriba hacia abajo (véase fig. 7.11).

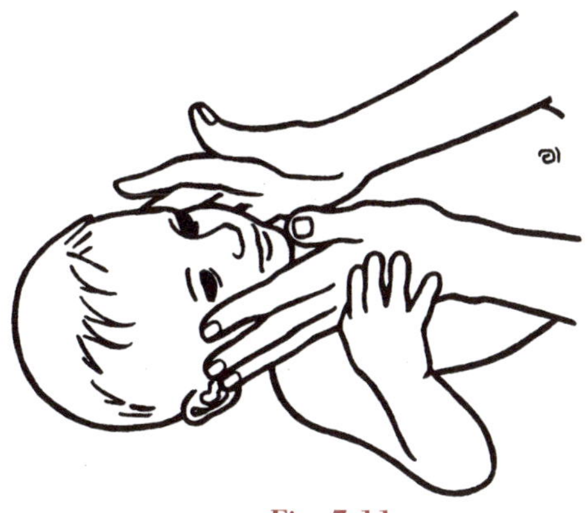

Fig. 7.11

2. Utilizando las puntas de los dedos, le acariciaremos la frente, empezando por el centro y hacia el nacimiento del pelo.

3. Con suavidad, ejercer presión con el pulgar, desde la nariz hacia las mejillas. Repetir el movimiento en toda la zona de la mejilla (véase fig. 7.12).

4. Situar el pulgar bajo el labio inferior del bebé y acariciarle el mentón.

5. Con los dos índices, describir movimientos circulares alrededor de los ojos y de la boca.

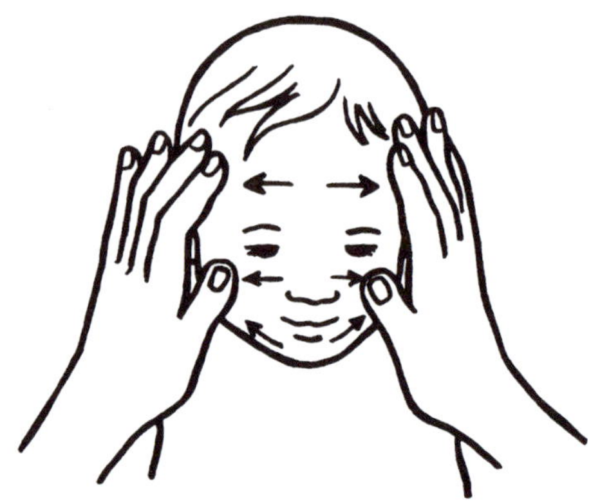

Fig. 7.12

6. *Últimos toques*

Para establecer la conexión en la parte frontal del cuerpo del bebé, acariciarle desde la coronilla en sentido descendente hacia el torso y acabar en las piernas.

La parte posterior del cuerpo

Haremos girar el cuerpo del bebé para tumbarlo boca abajo. Puede permanecer sobre el edredón, en el suelo, o de costado, sobre nuestros muslos.

1. Trabajando desde un costado, colocaremos ambas manos, planas, sobre la espalda del bebé. Las moveremos en direcciones opuestas, hacia atrás y hacia delante, trabajando desde las nalgas hasta los hombros y en sentido contrario (véase fig. 7.13).

2. Realizar un effleurage desde las nalgas, siguiendo por la espalda, hacia los hombros, volviendo seguidamente a la posición inicial sin ejercer la menor presión (véase fig. 7.14).

3. Colocar ambas manos, planas, sobre las nalgas y describir unos suaves movimientos circulares sobre cada una de ellas.

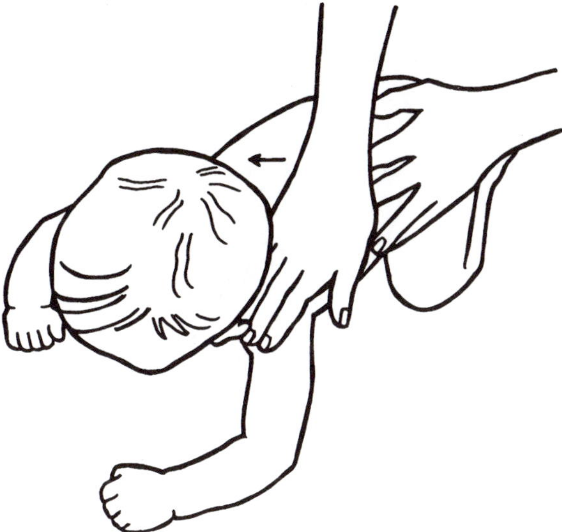

Fig. 7.13

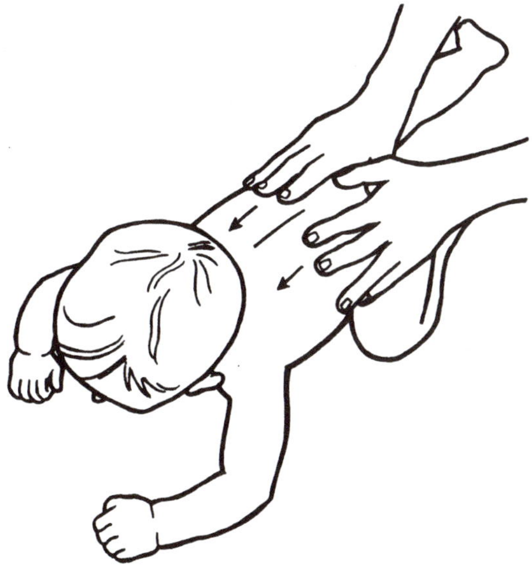

Fig. 7.14

4. Apretaremos con suavidad las nalgas (véase fig. 7.15).

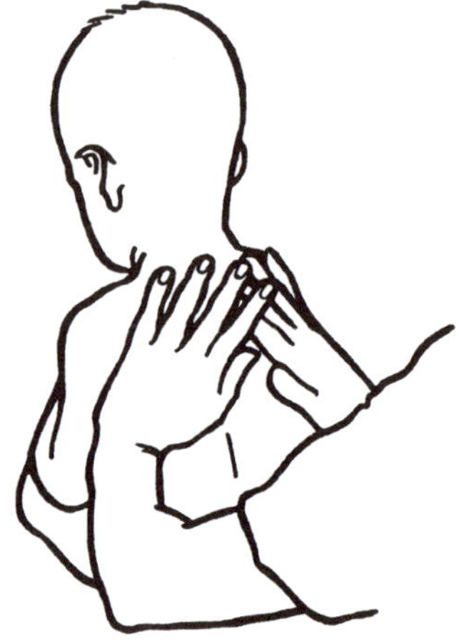

Fig. 7.15

5. A fin de conectar la parte posterior del cuerpo y dar por finalizado el masaje, deslizar las manos desde la cabeza del bebé, pasando por la espalda, hasta los pies.

6. *Últimos toques*

Acercaremos el cuerpo del niño al nuestro y acabaremos con un abrazo. Después del masaje, el bebé a menudo se duerme tranquilo y profundamente relajado.

Aceites esenciales para el bebé

El aceite para masajes que se describe en las páginas 131 y 132 será muy adecuado para el masaje. De todos modos, las combinaciones siguientes pueden ayudarnos si se presentan problemas.

Naturalmente, si nos preocupa la salud de nuestro bebé debemos consultar inmediatamente con un médico. Hemos incluido dosis para niños, que precisamente facilitan el masaje a los bebés. Los niños de cualquier edad gozarán y responderán de manera óptima al masaje regular. Debemos ser creativos en nuestros movimientos y adaptar los ejercicios de acuerdo con las necesidades del niño.

Las mezclas que se deben adoptar son las siguientes:

Bebés (0-2 meses)	1 gota por 15 ml de aceite de transporte
Bebés (2-12 meses)	1 gota por 10 ml de aceite de transporte
Niños pequeños (1-5 años)	2 gotas por 10 ml de aceite de transporte
Muchachos (5-12 años)	2-3 gotas por 10 ml de aceite de transporte

Recordar que nunca debemos utilizar aceite comercial para bebés como transporte. Es un aceite mineral y no penetrará en la piel.

Cólico

1 gota de manzanilla diluida en 15 ml de aceite de transporte.

Efectuar unos masajes suaves en la barriga, en la espalda y los pies en el sentido de las agujas del reloj.

Toses/resfriados/problemas respiratorios

1 gota de lavanda/incienso diluida en 20 ml de aceite de transporte

Irritación a causa de los pañales

3 gotas de manzanilla
2 gotas de lavanda
} en un tarro de 60 g de crema para la piel orgánica o crema de aceite de cinc y castor

Dentición

1 gota de manzanilla
1 gota de lavanda
} diluidas en 15 ml de aceite de transporte

Efectuar un masaje suave en las mejillas.

8
Lesiones deportivas

Si cada uno de nosotros tomara la cantidad correcta de alimento e hiciera el ejercicio adecuado, ni mucho ni poco, habríamos encontrado la vía más segura para la salud.

HIPÓCRATES

La importancia del ejercicio

En esta época en la que predomina la tensión debemos esforzarnos en alcanzar la forma física. El ejercicio y el deporte, si se realizan correctamente y con tino, harán que nos sintamos mejor tanto mentalmente como corporalmente y mejor preparados para superar los obstáculos de la vida diaria. El ejercicio es esencial para una buena salud. Las ventajas del ejercicio son innumerables: mejora el funcionamiento del corazón y los pulmones, estimula la circulación, los músculos y articulaciones se hacen más ágiles y flexibles, los problemas digestivos se alivian y el sistema inmunitario se estimula, lo que conlleva que el cuerpo se haga más resistente a la enfermedad.

Se ha producido un extraordinario aumento en el número de personas que participan en deportes y acuden a clubes y gimnasios para mejorar su forma física. Desgraciadamente, de ello resulta un importante aumento del número de lesiones deportivas. Tales lesiones se producen a menudo a causa, por ejemplo, de un tipo de ejercicio al que la persona no está habituada, como es el caso de quienes, teniendo un trabajo sedentario, empiezan enérgicas sesiones aeróbicas de profundo impacto tras unos quince años de práctica inactividad, ¡lo que no es en ningún caso una práctica acertada! Cuando uno inicia la práctica del ejercicio debe empezar de forma gradual, con poca intensidad en cada sesión y aumentando progresivamente sobre la marcha. La regla de oro consiste en poco y a menudo. Quienes no estén familiarizados con el ejercicio deberían consultar con un profesional para cerciorarse de qué tipo de ejercicio o deporte es el más adecuado para ellos.

Hay que abordar el ejercicio diariamente y por supuesto éste irá estrechamente ligado a una dieta saludable. Siempre que nos sea posible evitaremos la comida a base de «porquerías» y nos inclinaremos por una dieta saludable y equilibrada que contenga cantidad de frutas y verduras frescas. Tengamos presentes las sabias palabras de Hipócrates.

No iniciaremos el ejercicio ni el deporte inmediatamente después de una comida pesada ni con el estómago vacío. Una ingestión ligera entre una y dos horas antes será suficiente. A fin de evitar los calambres y la deshidratación, pondremos atención en la ingestión de líquidos. Al hacer ejercicio tendremos siempre a mano una botella de agua.

Jamás hay que practicar un deporte cuando uno no se siente bien o por debajo de sus posibilidades. Un virus o una infección se agravarán, sin duda, tras el ejercicio, y en casos extremos pueden llegar a provocar la muerte.

Antes de iniciar cualquier actividad deportiva debemos prepararnos de forma adecuada. Llevaremos a cabo un precalentamiento y unos suaves estiramientos, y al finalizar la sesión, un gradual enfriamiento.

Las cualidades beneficiosas del masaje

Cuando aparece la lesión, el masaje se convierte en un tratamiento de gran efectividad para la mayoría de dolencias y constituye una ayuda excelente para la recuperación.

- El masaje intensifica la circulación de la sangre hacia el interior y el exterior de las zonas afectadas y con ello acelera de forma considerable el proceso de curación.
- El masaje estimula la eliminación de los residuos metabólicos acumulados. Como consecuencia del ejercicio, determinados elementos de desecho, como el ácido láctico y la urea, que van a parar a la musculación, pueden cristalizar, generando calambres, rigidez, dolor y malestar. Todo ello se disipa con facilidad con un suave ejercicio en los tejidos tras el esfuerzo.
- El masaje alivia el dolor al estirar los tejidos blandos y segregar endorfina.
- Mejora la elasticidad y la maleabilidad de los tejidos. Ayuda a evitar la formación de adherencias o de tejido cicatrizante. Llega a disgregar de forma efectiva el antiguo tejido cicatrizante y las adherencias en músculos, tendones y ligamentos que se han desarrollado a consecuencia de traumas anteriores.
- Hay que considerar el masaje como medicina preventiva. Resulta excelente para evitar las lesiones debidas al exceso de actividad y hay que utilizarlo con regularidad para aliviar las dolencias secundarias que a la larga pueden desembocar en trauma. Muchísimos deportistas confían en la terapia del masaje para reducir la tensión nerviosa y relajar la mente antes de una prueba importante.

El masaje previo a la prueba deportiva

Este masaje tiene como función básica la de vigorizar más que la de relajar. Hay que distender y calentar los músculos y prepararlos para el trabajo antes de la prueba. Con ello se aumentará el rendimiento, el vigor y la agilidad y se reducirá la probabilidad de tensiones musculares durante la prueba deportiva. En el masaje previo a ésta, los movimientos han de ser vigorizantes y estimulantes.

Aceites esenciales previos

2 gotas de pimienta negra 2 gotas de jengibre 2 gotas de romero	o bien	1 gota de eucalipto 2 gotas de limón 1 gota de menta 2 gotas de romero	diluidas en 20 ml de aceite de transporte

Masaje posterior a la prueba

Este masaje tiene como objetivo principal conseguir que los músculos se recuperen tras la fatiga. Su meta es la de eliminar los productos residuales, como el ácido láctico y otras acumulaciones, de los
tejidos. Los y las deportistas de elite pueden llegar a acelerar su proceso de recuperación pasando de tres días a tan sólo uno. En el masaje posterior a la prueba, los movimientos serán lentos y firmes para
estimular la acción limpiadora.

Aceites esenciales posteriores

2 gotas de manzanilla 1 gota de ciprés 2 gotas de incienso 1 gota de enebro	o bien	1 gota de incienso 2 gotas de enebro 2 gotas de mejorana 1 gota de lavanda	diluidas en 20 ml de aceite de transporte

Tratamiento

Jamás debemos diagnosticar. Cualquier lesión debe ser examinada y
diagnosticada por un médico cualificado antes de iniciar un tratamiento. Determinadas lesiones exigirán una investigación radiológi-
ca y un análisis de sangre. Cuando no se tiene en cuenta una lesión
sus consecuencias pueden acarrear graves dolencias a largo plazo.
No obstante, tras el diagnóstico, el masaje puede resultar muy beneficioso, aunque nunca debe «trabajarse sobre» la zona dolorida, ya
que con ello se intensificaría el deterioro del tejido lesionado.

Cuándo no debe practicarse el masaje

- No se efectuará masaje sobre heridas abiertas. Se iniciará el tratamiento cuando se haya empezado a formar la cicatriz (al cabo de una semana aproximadamente, según la gravedad de la lesión). Después de este período, puede efectuarse un suave masaje alrededor de la cicatriz, aunque jamás sobre ella, hasta que se haya curado por completo, proceso que puede llevar unos meses.
- No se efectuará masaje sobre las fracturas. Se iniciará el tratamiento en cuanto se haya quitado el yeso.
- No hay que practicar masajes en puntos de inflamación aguda, que se detectan por la hinchazón, el aumento de la temperatura, la rojez y la rigidez. La inflamación aguda se presenta en enfermedades como la artritis reumatoide y la gota. Cualquier enfermedad cuyo nombre termine en «itis» tiene características inflamatorias (por ejemplo, la bursitis).
- No se efectuarán masajes en caso de tromboflebitis. El tratamiento podría provocar el desplazamiento del trombo (coágulo) y sus consecuencias podrían ser desastrosas. Ante un caso de posible trombosis hay que acudir al médico.
- No se efectuarán masajes durante el proceso de enfermedades infecciosas. La infección podría trasladarse a otras partes del cuerpo y contagiarse también al terapeuta. Entre éstas cabe citar el sarampión, la varicela, el herpes, la sarna, el impétigo, las verrugas, la tiña y el pie de atleta.
- No se efectuarán masajes sobre bultos y protuberancias no identificados. Cuando se aplica el masaje a tumores malignos, éstos pueden extenderse.
- No se aplicará el masaje hasta 48 horas como mínimo después de la lesión.

Lesiones graves

La hemorragia, la hinchazón, el dolor y la sensibilización son indicadores de una súbita lesión. Normalmente el tratamiento consiste en:

D = Descanso
HI = Hielo
C = Compresión
E = Elevación

El tratamiento a base de DHICE reduce la hemorragia, la hinchazón y el dolor y debería ayudar a evitar la formación de adherencias crónicas y tejido cicatrizante.

Descanso

Al inmovilizar la parte lesionada se reducen el dolor y la hinchazón y se evitan otras lesiones en los tejidos blandos. A menudo se utilizan entablillados y vendajes como apoyo para la zona afectada. Aquéllos resultan adecuados para las lesiones en los brazos. En casos graves habrá que aplicar yeso.

Hielo

El hielo alivia el dolor en la zona afectada, reduce la hemorragia (al disminuir la circulación sanguínea y contraer los vasos) y evita el aumento de la hinchazón.

Se aplican los tratamientos a base de frío en la zona afectada, ya sea en forma de bolsa de hielo, toalla húmeda con cubitos en su interior o bolsa de alimentos congelados. Si se aplicara el hielo directamente sobre la piel podrían provocarse quemaduras. Se aplicará la terapia a base de frío cada cuatro horas tras la lesión. Debe retirarse la bolsa de hielo cuando la piel haya adquirido un tono sonrosado o cuando cause incomodidad.

Jamás se aplicará calor inmediatamente después de una lesión grave, pues con ello se aumentarían la hinchazón y el sangrado interno, se produciría un dolor agudo y se retrasaría el proceso de curación. Puede recomendarse el calor unos días después de la lesión para aliviar la tensión muscular.

Compresas de aromaterapia

Las compresas de aromaterapia calientes y frías constituyen un complemento valiosísimo en el tratamiento de las lesiones que se producen en el deporte. Contra el dolor agudo, la hinchazón o el aumento de la temperatura se utilizarán compresas frías. Para las lesiones en las que la gravedad ha remitido o las crónicas, utilizaremos compresas calientes o combinaremos las calientes con las frías.

Para elaborar una compresa mezclaremos seis gotas de aceite esencial puro en un pequeño cuenco lleno de agua. Impregnaremos un trozo de tela absorbente, como franela, tejido de sábana o de toalla, en dicha solución y esperaremos a que la tela haya absorbido la máxima humedad. Apretaremos suavemente la compresa y la aplicaremos en la zona lesionada. Fijaremos papel plastificado a su alrededor a fin de evitar el goteo y dejaremos la compresa sobre la zona un par de horas o incluso toda la noche.

Compresión

Un vendaje de compresión puede evitar que aumente la hinchazón y reducir el sangrado. Se aplicará un parche duro en la zona lesionada y se vendará con firmeza aunque sin apretar excesivamente con un vendaje elástico.

Elevación

La elevación de la zona lesionada conseguirá reducir el flujo sanguíneo y bajar considerablemente la hinchazón. Si no se levanta la extremidad, la gravedad incrementa la hinchazón y la irritación. Puede apoyarse una pierna hinchada formando un ángulo superior a los 45° colocando unas almohadas bajo la pierna. Si se ha hinchado el antebrazo, utilizaremos un cabestrillo para facilitar la circulación del fluido. Si lo que se ha hinchado es la parte superior del brazo, el paciente lo levantará por encima de su cabeza con regularidad.

Tratamiento adicional

Al cabo de dos o tres días de haber sufrido una lesión grave, normalmente el masaje resulta positivo siempre que se ejecute en forma de suaves movimientos superficiales. Cuando surja el dolor, hay que detener de inmediato el masaje.

En lesiones serias no recientes a menudo se recomienda el tratamiento a base de calor o con una combinación de calor y frío. Tendremos siempre presente que inmediatamente después de una lesión sólo debe utilizarse la terapia del frío, puesto que el calor aumenta la hinchazón. Tras una lesión seria esperaremos un mínimo de 48 horas antes de empezar un tratamiento a base de calor.

Una vez ha desaparecido el enrojecimiento, el calor ayudará a aliviar la tensión muscular y a mejorar la circulación. Podemos adquirir bolsas para el calor y el frío fabricadas especialmente para este efecto o bien utilizar paquetes de alimentos congelados y botellas de agua caliente. Aplicaremos el calor durante un minuto y acto seguido el frío durante otro minuto, y repetiremos el proceso tres o cuatro veces. Se protegerá la piel con una toalla para evitar quemaduras e irritaciones.

Se recomiendan asimismo baños de contraste. Prepararemos dos recipientes de agua: uno con hielo y el otro con la máxima temperatura que pueda soportar el paciente. Se sumergirá la parte lesionada en uno de los recipientes, donde permanecerá unos cuantos segundos, tras los cuales se extraerá para sumergirla en el otro recipiente. Se repetirá el procedimiento por un espacio de diez minutos. Con ello aumentará la circulación sanguínea y linfática, se reducirá el dolor y se acelerará considerablemente el proceso de curación.

Compendio de lesiones deportivas

Tendinitis de Aquiles

La inflamación del tendón provoca dolor y limita el movimiento. La tendinitis de Aquiles puede ser provocada por el hecho de correr en superficies duras durante largos períodos de tiempo.

Tratamiento

En la fase aguda aplicaremos bolsas de hielo y seguidamente una terapia a base de calor y frío. Las compresas de aromaterapia que contienen manzanilla reducen la inflamación. El aceite especial de menta constituye un excelente remedio para reducir el dolor.

Se practicará un effleurage a ambos lados del tendón de Aquiles con la pierna del receptor en alto para estimular el drenaje y reducir la hinchazón. Se efectuará un masaje de fricción para disgregar las adherencias y mejorar la circulación.

Aceites esenciales contra la tendinitis

1 gota de incienso } diluidas en 10 ml de
1 gota de menta   aceite de transporte

Los atletas que padecen tendinitis de Aquiles deberán revisar su calzado: las lengüetas altas en los talones pueden provocar tendinitis de Aquiles y por ello tal vez haga falta cortarlas.

Pie de atleta (tinea pedis)

El calor y la humedad que se crean en el interior de las zapatillas de deporte y en los vestuarios constituyen el medio ideal para el desarrollo de la infección fúngica conocida como «pie de atleta». Dicho hongo humedece la piel situada entre los dedos y ésta adquiere un aspecto quebradizo y blancuzco. Se produce escozor e incluso dolor cuando las grietas se hacen más profundas. Dicha afección puede despedir incluso un olor desagradable. Los hongos son infecciosos y se esparcen rápidamente por los suelos que se pisan con los pies descalzos.

Tratamiento

Se trata de una infección fúngica que se eterniza y resulta difícil de eliminar a base de medicina clásica. Los aceites esenciales de lavanda, mirra y árbol del té tienen propiedades fungicidas y resultan muy adecuados para la curación del pie de atleta.

Aceites esenciales contra el pie de atleta

Sumergir diariamente los pies en un recipiente lleno de agua al que se habrán añadido:

2 gotas de lavanda
2 gotas de mirra
2 gotas de árbol del té

o bien

1 gota de lavanda
2 gotas de árbol del té

Pueden utilizarse también lavanda o árbol del té a secas. Por medio de un algodón se aplicará entre los dedos de los pies y alrededor de las uñas, donde pueden multiplicarse los hongos. Como medida preventiva puede friccionarse también el pie con un aceite de masaje:

1 gota de lavanda
1 gota de limón
1 gota de árbol del té

diluidas en 10 ml
de aceite de
transporte

Para prevenir una nueva aparición, se lavarán los pies con regularidad y luego se secarán completamente. Hay que llevar calcetines de fibras naturales, como la lana o el algodón, y cambiarlos con frecuencia. Quienes padezcan esta dolencia evitarán circular con los pies descalzos en vestuarios y piscinas y no permitirán que nadie utilice sus toallas, calzado o calcetines.

Ampollas

Las ampollas surgen a causa de la fricción producida por un roce no habitual o prolongado, como por ejemplo los zapatos, el mango de una raqueta de tenis o de *squash*, el bate de críquet, etcétera. Es más fácil que se produzcan ampollas en tiempo caluroso, puesto que las manos y los pies se dilatan y crean un asimiento distinto o una mayor presión en el interior del calzado. Las ampollas pueden parecer una lesión sin importancia, pero pueden tener como consecuencia largos períodos de inactividad, sobre todo si se produce un proceso infeccioso.

Tratamiento

Debemos cerciorarnos de que el calzado que llevamos se ajusta adecuadamente a nuestro pie y su interior se adapta bien a él. Comprobaremos que la raqueta tiene la medida idónea. Cuidaremos los pies con baños regulares de aromaterapia: seis de gotas de aceite esencial puro en un recipiente lleno de agua. Resultan especialmente indicados la resina balsámica, la mirra, la lavanda y el árbol del té.

Sobre una ampolla de poca importancia aplicaremos unas gotas de aceite esencial de árbol del té o lavanda en la zona afectada, y la protegeremos de otros roces con una gasa sujetada con esparadrapo a fin de que quede aireada.

Si la ampolla es grande, la perforaremos con dos pequeños agujeros en su extremo hechos con una aguja esterilizada y apretaremos con suavidad para sacar el líquido. Seguidamente protegeremos la zona con un vendaje.

Hay que limpiar con gran escrupulosidad las ampollas. Dejaremos el pie desnudo el máximo tiempo posible para facilitar su curación.

Aceite esencial contra las ampollas

Les aplicaremos una solución concentrada de árbol del té: seis gotas de huevo pasado por agua por recipiente lleno de agua.

Magulladuras

Tratamiento

En cuanto se haya producido una magulladura, con la máxima rapidez envolveremos unos cubitos de hielo en una toalla y la aplicaremos a la zona afectada. Puede alternarse con compresas de hielo.

<table>
<tr><td>2 gotas de geranio
2 gotas de lavanda
2 gotas de romero</td><td>}</td><td>diluidas en un pequeño
cuenco de agua fría y
aplicadas en forma de compresas</td></tr>
</table>

El árnica, remedio homeopático, resulta asimismo altamente efectivo.

A medida que la magulladura sigue su curso y adopta tonalidades verdes y amarillas, se efectuarán masajes sobre la zona afectada para ayudar a eliminarla. El masaje logrará un incremento de la circulación en la zona afectada y estimulará el drenaje de la sangre liberada hacia los tejidos colindantes.

Aceites esenciales contra las magulladuras

<table>
<tr><td>1 gota de pimienta negra
1 gota de geranio
1 gota de lavanda
1 gota de romero</td><td>}</td><td>diluidas
en 10 ml
de aceite
de transporte</td></tr>
</table>

Cortes y heridas

Los cortes y las heridas son algo muy corriente en los deportes de contacto, el atletismo y el ciclismo. Se lavará toda la piel de la herida a fondo, ya que incluso el mínimo corte conlleva riesgo de infección. Los aceites esenciales son antisépticos y por consiguiente resultan ideales para la limpieza y el tratamiento de heridas. Ayudan también a detener el sangrado, estimulan la curación y alivian el dolor.

Tratamiento

Para detener el sangrado

Cuando la herida es grave, harán falta unos primeros auxilios. Se levantará la zona afectada y se aplicará presión directa sobre la herida. Se colocará un vendaje de presión sobre la zona y se consultará con un médico.

Cuando la herida no revista tanta gravedad, se aplicará aceite esencial de limón diluido para acelerar la coagulación de la sangre y detener su flujo. Este aceite tiene también propiedades antisépticas. En caso de no disponer de este aceite esencial, resultará igualmente efectivo el jugo de un limón acabado de exprimir. Empapar una gasa en el limón diluido –tres gotas por 10 ml de agua– y presionar con firmeza la herida. El aceite esencial de geranio detiene también el sangrado.

Las hemorragias nasales son corrientes en deportes de contacto como el fútbol americano, el rugby, el hockey sobre hielo y el boxeo. Para controlar una hemorragia nasal sentaremos al paciente con la cabeza hacia delante y con nuestro índice y pulgar ejerceremos presión sobre las ventanas de su nariz, manteniéndola durante unos diez minutos hasta que haya dejado de sangrar. No hay que inclinar la cabeza hacia atrás, pues la sangre circularía por la parte posterior de la garganta. La persona afectada deberá respirar a través de la boca. Inhalará aceite esencial de limón o jugo de limón recién exprimido. Una vez controlada la hemorragia, se le limpiará con cuidado la zona de la nariz y la boca. El afectado no deberá sonarse la nariz, pues podría alterar el coágulo.

Limpieza y cuidado de la herida

Es importantísimo eliminar toda la suciedad, de lo contrario las bacterias empezarán a multiplicarse, invadiendo los tejidos y desembocando en la infección. Limpiaremos a fondo toda la zona con la siguiente solución:

5 gotas de lavanda	}	diluidas en medio
5 gotas de árbol del té		litro de agua tibia

En cuanto se haya limpiado a fondo la herida, se aplicará sobre ella una gota de lavanda o de árbol del té. Puede que al principio pique un poco pero vale la pena la incomodidad, pues constituye un efectivo desinfectante.

Cuando el corte sea superficial, dejaremos que la piel dañada cicatrice al aire libre para acelerar el proceso de curación. Podemos optar también por aplicar sobre la herida una gasa con tres gotas de lavanda o de árbol del té.

Si se tienen dudas sobre la gravedad de la herida se consultará con un médico.

Fracturas

Una fractura es una lesión grave en el esqueleto y en sus tejidos colindantes –tendones, ligamentos, músculos, nervios, vasos sanguíneos y piel– que presenta las siguientes características:

- Deformidad y anormalidad en la movilidad del hueso lesionado,
- Gran sensibilidad en sus alrededores, e
- Hinchazón y magulladuras a causa del deterioro de los tejidos blandos y los vasos sanguíneos.

Tratamiento

Cuando se tiene la sospecha de que existe fractura, se descartará totalmente el masaje. Podríamos dañar muchísimo la zona efectuando un masaje, incluso sobre una rotura de poca importancia. Una astilla de hueso, por ejemplo, puede desgarrar una arteria, un nervio o una vena. El masajista cualificado sabrá administrar el tratamiento adecuado de forma casi inmediata, pero no se aplicará ninguno hasta que el hueso esté en condiciones. Cubriremos la herida abierta con una venda limpia, inmovilizaremos la parte afectada y la mantendremos elevada. Llevaremos a la persona lesionada de inmediato a un hospital, donde se le colocará el yeso adecuado.

En cuanto le hayan quitado el yeso, bajo supervisión médica, puede iniciarse un suave effleurage en la extremidad siguiendo la dirección de la corriente sanguínea. El tratamiento por medio del masaje aliviará el espasmo muscular y el dolor y ayudará a recuperar el tono muscular.

Codo de golfista

Se trata de una dolencia denominada asimismo «codo de lanzador» o epicondilitis interna y se diferencia del «codo de tenista» por el hecho de que los síntomas se centran en la parte interior del codo. El problema se genera en el epicóndilo medio, donde se insertan los músculos del antebrazo. Dicha dolencia produce un dolor en la parte interior del codo, que se extiende hasta la muñeca y los dedos e incluso puede llegar a los hombros.

El codo de golfista es menos corriente que el de tenista. Suele aparecer en la práctica de deportes de «lanzamiento», como el de la jabalina, el críquet, el béisbol y también en los que se utilizan raquetas. Un jugador de golf diestro puede tener la mala suerte de sufrir codo de tenista en el izquierdo, con el que realiza el lanzamiento, y codo de golfista en el derecho.

Quien practique el golf debe intentar no dedicar más de una hora seguida a los tiros de salida y descansar a menudo. Es conveniente que reciba masajes con regularidad y se aplique automasaje antes y después de la práctica deportiva en cuanto note los primeros síntomas de sensibilidad. Es importante fortalecer los músculos del antebrazo a base de ejercicios regulares.

Tratamiento

El codo de golfista exige descanso y, cuando el dolor es intenso, terapia de calor y frío (esta última sólo cuando el dolor es agudo y la combinación de ambas después de un par de días). No hace falta vendaje de compresión ni elevación de la extremidad.

El masaje resulta vital para este tipo de dolencia. Hay que realizar un effleurage en todo el brazo haciendo especial hincapié en el antebrazo. Se mantendrá éste en alto, con la parte superior del brazo en posición de rotación hacia fuera, a fin de tratar los músculos flexores. Se aplicará un profundo effleurage y fricción en la zona. Cuando exista dolor en la muñeca y los dedos, se practicará el masaje en ambas zonas.

Aceites esenciales contra el codo de golfista

1 gota de manzanilla
1 gota de lavanda
1 gota de menta
} diluidas en 10 ml de aceite de transporte

Lesión en los extensores de la tibia y dedos de los pies

Se trata de una dolencia, denominada también síndrome de tensión en la superficie anterior de la tibia, que es especialmente corriente en corredores de larga distancia que llevan a cabo intensivas sesiones de preparación en pistas y carreteras de piso duro. Notan el dolor en la parte media de la tibia, sobre todo de la mitad hacia abajo. Se presenta cierta hinchazón y se nota sensibilidad en el extremo medio de la tibia.

Tratamiento

Puede producirse dicho síndrome inmediatamente después de un exceso de actividad o como consecuencia de un trauma. Se procederá a llevar a cabo inmediatamente un tratamiento para evitar que la dolencia se convierta en crónica. Hay que detener enseguida la actividad y hacer descanso total. No se reemprenderán los entrenos hasta que ya no se note sensibilidad. Se aplicarán bolsas de hielo para reducir la inflamación y el dolor. Pueden aliviar asimismo la inflamación las compresas frías de aromaterapia con seis gotas de manzanilla. Una vez hayan transcurrido 48 horas se aplicarán alternativamente compresas calientes y frías con tres gotas de menta y tres de lavanda.

En cuanto haya remitido la inflamación, se efectuará un masaje por toda la pierna y el pie. Se intensifica el dolor al flexionar hacia abajo los dedos de los pies y la articulación del tobillo. Se practicará un effleurage en toda la pierna y se friccionará el extremo medio de la tibia para disgregar las adherencias. Se efectuarán movimientos de elevación, giro y retorcimiento en los gemelos internos y el sóleo, así como en la parte posterior de la pantorrilla. Se llevará a cabo un effleurage en el pie y se movilizará el tobillo. Si el masaje se efectúa a diario, se obtiene una excelente respuesta al tratamiento.

En caso de que persista la dolencia hay que consultar con un médico, quien tal vez decida hacer radiografías. Podría haberse producido una fractura de tensión.

Para evitar el síndrome de tensión en la parte anterior de la tibia hay que elegir un calzado adecuado que se acomode a la superficie. Antes de correr, los músculos deben haber realizado un precalentamiento y unos estiramientos, y hay que realizar masajes semanales en las piernas.

Aceites esenciales contra el síndrome de tensión en la parte interior de la tibia

1 gota de manzanilla } diluidas en 10 ml
1 gota de lavanda } de aceite de
1 gota de menta } transporte

Torceduras

La torcedura es una lesión en la articulación que se produce cuando ésta se tuerce y se le fuerza más allá de su gama natural de movimientos. La torcedura afecta a los tejidos blandos de alrededor de la articulación: ligamentos, músculos, tendones, etc. Entre sus síntomas cabe citar el dolor, la hinchazón y la pérdida de movimiento. Las zonas que se ven más afectadas por dicha dolencia son los tobillos y las muñecas. La mayoría de deportistas sufre en un momento u otro una torcedura de tobillo, y entre ellos citaremos a los atletas y a quienes practican el tenis y el *squash*, el fútbol y el rugby. Las causas más comunes suelen ser los giros torpes, los impactos súbitos y las caídas.

Tratamiento

Aplicar bolsas de hielo o compresas frías inmediatamente después de que se haya superado el estadio de intenso dolor. Los aceites esenciales de lavanda y manzanilla resultan extraordinarios en las compresas para aliviar el dolor y reducir la inflamación.

Se mantendrá la extremidad elevada descansándola el máximo tiempo posible. A menudo hará falta sujetarla como apoyo. En cuanto haya remitido la sensibilidad puede aplicarse un masaje diario.

Torcedura de tobillo

Una vez superado el intenso dolor, se realizará un effleurage en primer lugar desde la rodilla hacia el músculo y luego del tobillo a la rodilla para dispersar la hinchazón. En cuanto se vaya curando la lesión se irá practicando el petrissage y la fricción, aumentando de forma gradual la presión. La profunda fricción después de cinco o seis días ayuda a evitar la formación de tejido cicatrizante y adherencias. Cuando haya remitido el dolor se movilizará suavemente el tobillo. Se aplicará una flexión dorsal, de la planta, y una rotación del tobillo para recuperar el movimiento completo.

Aceites esenciales contra las torceduras

2 gotas de manzanilla } diluidas en 10 ml de
2 gotas de menta aceite de transporte

Esguinces

Las lesiones musculares se encuentran entre las dolencias más corrientes a las que debe hacer frente la medicina deportiva y representan más de una tercera parte de las lesiones en este campo. El esguince se produce cuando se estira un músculo de forma anormal. Entre sus síntomas citaremos el dolor, la rigidez, la hinchazón y la pérdida de energía. En los deportes que implican una rápida flexión de la rodilla, como la carrera, el salto, el fútbol americano y los de raqueta, son corrientes los esguinces en los músculos del ligamento de la corva. Los esguinces en los músculos del cuadríceps son frecuentes en deportes como el esprint y el salto, y en general se sufren en el «despegue». Sufre a menudo esguince el gemelo externo en deportes que exigen carrera en superficies duras, como el *squash*, el bádminton y el tenis. Los esguinces en el músculo abdominal suelen padecerse en deportes como la gimnasia, el levantamiento de pesas, el patinaje y el salto con pértiga, que exigen extensión de la espalda y la cadera.

Tratamiento

Hay que dejar reposar el músculo con esguince. No debe aplicársele masaje hasta que se ha superado el estadio del dolor agudo. Durante los primeros estadios se le aplicará terapia de frío y posteriormente una combinación de calor y frío. Pueden aplicársele asimismo compresas de aromaterapia.

Tras dos o tres días, cuando se ha superado el dolor agudo, puede iniciarse un suave effleurage. Éste tendrá como objetivo mejorar la circulación, eliminar el tejido cicatrizante y fortalecer el músculo. A medida que se vaya curando el esguince, el petrissage y la fricción resultarán muy efectivos.

Aceites esenciales contra los esguinces

La siguiente combinación proporciona alivio al dolor, estimula la circulación sanguínea y linfática, reduce la inflamación y mejora el tono y la función muscular:

1 gota de romero
1 gota de lavanda
1 gota de menta
} diluidas en 10 ml de aceite de transporte

Codo de tenista

Dicha afección, conocida también con el nombre de epicondilitis lateral, es el problema más corriente que puede afectar al antebrazo. El dolor puede llegar a ser insoportable y repercutir en el hombro, en todo el brazo y la mano. Un simple gesto como el de coger una taza o un plato, abrir la puerta de un coche o estrechar la mano a alguien puede producir un dolor intenso.

No sólo padecen de «codo de tenista» los que juegan al tenis, al *squash* u otros deportes que utilizan raqueta, si bien las estadísticas demuestran que un 25% de los deportistas que practican estos deportes una vez a la semana lo han sufrido. Ocupaciones como picar a máquina, enlucir, trabajar la madera y actividades de ocio como el trabajo en el jardín, coser y hacer calceta, pueden provocar también esta dolencia.

Quien practique algún deporte con raqueta debe cerciorarse de que ésta tenga la medida y el peso adecuados. Antes de iniciar un partido llevará a cabo un precalentamiento y estiramiento de los músculos del brazo. Efectuará un masaje en los brazos antes y después de la práctica para evitar que se acumule la tensión en el antebrazo. Siempre que sea posible, sostendrá la raqueta con la mano con la que no juega.

Tratamiento

El codo de tenista exige reposo, aunque responde bien al masaje, en especial si se inicia el tratamiento antes de que la dolencia se haya convertido en crónica. Resulta asimismo efectiva la terapia de calor y frío. No hace falta vendaje de compresión puesto que la hinchazón no constituye un problema.

Se practicará un effleurage en todo el brazo centrando especialmente la atención en los músculos del antebrazo. El objetivo básico del tratamiento es la mejora de la circulación y la liberación de adherencias y tensiones en los músculos extensores. Se efectuará un profundo effleurage longitudinal combinado con movimientos de fricción de la muñeca al codo siguiendo los extensores del antebrazo.

Es importantísimo empezar el tratamiento al primer síntoma de rigidez. El codo de tenista suele convertirse en un problema crónico que con el tiempo exige medicación antiinflamatoria e inyecciones de esteroides localmente. Cuando se produce calcificación incluso hay que recurrir a la cirugía.

Aceites esenciales contra el codo de tenista

1 gota de eucalipto
1 gota de lavanda
1 gota de menta
} diluidas en 10 ml de aceite de transporte

Verrugas plantares

Las verrugas plantares o verrugas que crecen hacia dentro constituyen un problema y una molestia muy corriente entre los deportistas. Casi siempre crecen en la planta del pie, son altamente contagiosas y se propagan a través de los suelos de duchas, vestuarios y piscinas, donde la gente suele andar descalza. Estas verrugas pueden llegar a ser terriblemente dolorosas.

Tratamiento

La medicina clásica tiene por costumbre cortar, quemar o eliminar las verrugas con nitrógeno líquido cuando no desaparecen con una preparación concreta o por su cuenta.

Pueden tratarse de forma efectiva y simple con aceites esenciales puros de limón y árbol del té. Se aplica una gota de limón o árbol del té por medio de un algodón en el centro de la verruga plantar. Hay que cubrir seguidamente la zona con una gasa. Repetiremos la operación varias veces al día hasta que la verruga desaparezca. El proceso puede llevar entre una semana y un mes. Si el remedio debe aplicarse a un niño, se diluirán los aceites esenciales. Diluiremos una gota de árbol del té y una gota de limón en diez gotas de vinagre de sidra.

Primeros auxilios

Si bien la práctica deportiva tiene innumerables ventajas y está casi exenta de accidentes, en alguna ocasión se requiere la asistencia urgente. Quienes deseen participar en actividades deportivas previamente deberían tomar parte en algún cursillo de primeros auxilios, como los que imparte la Cruz Roja. Cuando se produce un accidente hay que adoptar de inmediato las técnicas correctas. Los primeros auxilios pueden salvar una vida. Algún compañero de deporte o algún amigo pueden morir si no se aborda la práctica adecuada.

9
Estilo de vida saludable

Un cuerpo saludable exige unos masajes regulares, una dieta sana y ejercicio diario. En este capítulo descubriremos cómo conseguir una óptima salud y forma física.

Dieta sana

Que la salud sea nuestra medicina y la medicina, nuestro alimento.

HIPÓCRATES

Una dieta equilibrada resulta esencial para la salud y el bienestar. La nutrición deficiente junto con una excesiva tensión, medicamentos, contaminación y falta de ejercicio, desembocan de forma inevitable en un deterioro de la salud y finalmente en una enfermedad grave.

A menudo las personas no son conscientes de que funcionan por debajo de su capacidad porque jamás han experimentado qué es sentirse lleno de salud. Están acostumbradas a tener tres resfriados al año, a sufrir los ataques de misteriosos «virus», a padecer una vez al mes, a la semana o al día dolores de cabeza, a vivir con unos movimientos intestinales irregulares, con músculos doloridos y articulaciones rígidas, dolorosas y que crujen. Muchos se han acostumbrado a la extrema fatiga como resultado de tenerse que enfrentar a las tensiones y dificultades de la vida moderna. Dichas personas están preparando su cuerpo para la probabilidad de alguna enfermedad grave. A menudo sólo la aparición de una grave enfermedad convence a la persona de que debe cambiar su dieta. Los hábitos en la alimentación se crean en los primeros estadios de la vida y siempre resulta mucho más fácil seguir con las viejas pautas que cambiarlas. Sin embargo, en cuanto una persona ha realizado el primer esfuerzo enseguida ve las ventajas del nuevo régimen alimenticio.

Una dieta equilibrada nos ayuda a compensar el deterioro que han introducido en nuestro cuerpo unos años de excesos. Podríamos considerarlo como una «póliza de seguros» para fomentar la salud. Siempre es preferible prevenir que curar.

Pautas para una dieta sana

Para muchas personas, la dieta ideal consiste en 70-80% de alimentos alcalinos y tan sólo un 20-30% de alimentos ácidos. Los principales alimentos alcalinos son la fruta y la verdura frescas. Entre los ácidos, citaremos la carne, los cereales, el queso, los huevos, el pescado, el café y el té.

Un exceso de ácido provoca enfermedades: una producción excesiva de mucosidades, tensión en el sistema nervioso, artritis, reumatismo, problemas respiratorios, alteraciones digestivas, etcétera. Una elevada ingestión de alimentos alcalinos puede mejorar enormemente nuestra salud.

Quien decida cambiar su dieta no debe hacerlo de golpe. Hay que cambiar lentamente. Los cambios en la dieta nunca pueden ser drásticos, de lo contrario un exceso de toxinas pasaría al torrente sanguíneo y la persona se sentiría incómoda y enferma. Hay que abordar los problemas de uno en uno: podemos escoger un elemento como el azúcar y eliminarlo. No seamos fanáticos en cuanto a los alimentos. Intentemos seguir las siguientes recomendaciones:

- Aumentar la ingestión de fruta fresca. La fruta es la principal fuente de vitamina C y contiene asimismo muchas otras vitaminas, minerales y fibra. Tiene un bajo contenido en grasas y calorías. La fruta es alcalina y constituye un excelente limpiador, en especial las manzanas, peras y uvas.

- Aumentar la ingestión diaria de verdura fresca, sobre todo la de hoja verde. Las verduras tienen un bajo contenido en grasas y calorías, nos proporcionan fibra y son ricas en vitaminas y minerales. Las verduras crudas o ligeramente hervidas y las ensaladas resultan especialmente nutritivas. La cocción destruye algunos de sus nutrientes, en especial la vitamina C. Deberíamos marcarnos el objetivo de comer al menos cinco porciones de fruta y/o verdura al día.

- Ingerir más fibra: legumbres, cereales, como el trigo, la avena, la cebada, el maíz, el arroz y el centeno (sobre todo integrales), así como frutas y verduras. Una dieta alta en fibra reduce el estreñimiento, otros problemas intestinales y determinadas formas de cáncer.

- Reducir la ingestión de hidratos de carbono refinados y de azúcar. Se trata de «calorías vacías» cuyo contenido nutritivo es prácticamente nulo. Se evitarán los dulces, pasteles, galletas, confituras, mermeladas, chocolates, bebidas gasificadas o refrescos a base de extractos. Comprobar siempre los ingredientes de un producto para determinar su contenido en azúcares.

- Moderar la ingestión de grasas, en especial las saturadas, que se relacionan con las enfermedades cardíacas. Quien coma carne, escogerá la que sea magra e intentará comer más pescado. Reducir los alimentos con alto contenido en grasas como la repostería, las tartas, las salchichas y la carne en conserva o en lata. Se tomarán productos lácteos muy de vez en cuando. Son preferibles los alimentos a la brasa que los fritos. Al cocinar se escogerá un aceite alto en insaturados, como los vegetales y de semillas.

- Reducir la ingestión de sal en cocinados y otros alimentos. Su ingestión en exceso se relaciona con la hipertensión.

- Moderar el consumo de alcohol.

- Evitar aditivos químicos como los conservantes y los colorantes. Comer alimentos frescos siempre que sea posible.

- Reducir la ingestión de cafeína en el café, el té y la cola.

- Prestar atención a las combinaciones de los alimentos, intentando no tomar proteínas y féculas a la vez en una comida. Las féculas exigen una preparación alcalina para su ingestión y las proteínas, una preparación ácida. No pueden producirse las dos al mismo tiempo. El ácido y el alcalino se neutralizan mutuamente, por lo que si ingerimos proteínas y féculas al mismo tiempo no digeriremos de forma adecuada ni las unas ni las otras. Este sistema de alimentación se conoce como «combinación de alimentos» o «dieta del heno».

- Para cocinar se utilizarán sólo recipientes de cerámica, acero inoxidable, hierro o cristal. Jamás debe emplearse el aluminio puro, pues resulta tóxico para el sistema nervioso.
- Una de las demencias preseniles (la enfermedad de Alzheimer) se ha vinculado a un alto nivel de aluminio en el cerebro. El aluminio puede acumularse asimismo en el hígado y afectar a los riñones.
- Se evitará fumar por sus muchos efectos nocivos.
- Se tomarán medicinas sólo cuando resulten imprescindibles.
- Se practicará ejercicio físico, pues es vital para la salud. Hay que intentar dar un paseo diario.
- ¡Pensar de forma positiva! Las emociones positivas, como el amor, la esperanza y la risa, pueden llegar a bloquear las emociones negativas, como el miedo y el pánico. Los nutrientes emocionales, como el amor, resultan vitales para una salud óptima.

Ejercicio

El comer de forma adecuada no mantendrá por sí solo en forma a una persona que no hace ejercicio, puesto que la alimentación y el ejercicio físico, al tener efectos opuestos, trabajan en colaboración de cara a la salud.

HIPÓCRATES

El ejercicio resulta vital para la salud y nos permite mantener el cuerpo fuerte, ágil y en forma. Los ejercicios que describimos a continuación son sencillos y nos ayudarán a evitar problemas musculares y en las articulaciones.

Ejercicios para la espalda

La mayor parte de la población sufre en algún momento de su vida problemas de espalda. Es más, cada año se pierden 30 millones de jornadas laborales a causa de las dolencias de espalda. No obstante, si mantenemos nuestras espaldas sanas a base de ejercicio regular y masaje y mejoramos nuestras posturas a fin reducir al mínimo las tensiones en las articulaciones y los tejidos blandos, podemos evitar muchos problemas de espalda. Los ejercicios correctivos que exponemos tienen como objetivo la recuperación de la fuerza y la flexibilidad de la columna. Intentaremos introducir esta secuencia en nuestra práctica diaria. Realizaremos siempre estos ejercicios lentamente, evitando movimientos rápidos, bruscos, sin excedernos en los estiramientos ni en la tensión. Si al realizarlos notamos un dolor agudo, lo dejaremos de inmediato y consultaremos con un médico u osteópata.

Buscaremos un lugar cómodo para llevar a cabo la práctica, donde colocaremos una manta, una colchoneta o un toalla gruesa en el suelo. Mientras realicemos los ejercicios respiraremos profundamente; jamás contendremos la respiración. Empezaremos con unas cuantas inspiraciones profundas. Colocaremos ambas manos sobre el ombligo y aspiraremos. Al hacerlo, el abdomen se elevará al llenarse de aire. En la espiración, el abdomen descenderá.

Ejercicio 1: Inclinación pélvica

Tumbarse boca arriba con las rodillas flexionadas y los pies separados, planos en el suelo. Colocar las dos manos en la parte inferior de la espalda y notar el arco que se forma en esta zona. Durante el ejercicio intentaremos presionar dicho arco hacia abajo para que toque el suelo. Juntaremos bien las nalgas, tensaremos los músculos del abdomen y levantaremos ligeramente del suelo las nalgas (véase fig. 9.1). Mantendremos esta posición mientras contamos hasta diez. Nos relajaremos. Repetiremos tres veces el ejercicio.

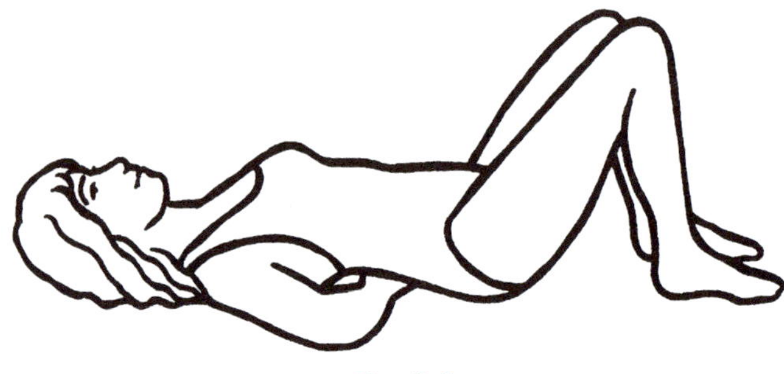

Fig. 9.1

Cualidades beneficiosas

La inclinación pélvica reducirá la tensión de la parte inferior de la espalda y tensará los abdominales y las nalgas.

Ejercicio 2: Las rodillas contra el pecho

Una rodilla

Nos tumbamos en el suelo como en el ejercicio 1, juntamos ambas manos sobre la rodilla derecha y la trasladamos lentamente hacia el pecho (véase fig. 9.2). Nos mantendremos en esta posición durante diez segundos. Con suavidad, dejaremos que la pierna vuelva a su posición original. Repetiremos el ejercicio con la pierna izquierda. Ejecutaremos todo el ejercicio tres veces.

Ambas rodillas

Llevaremos la rodilla derecha y luego la izquierda hacia el pecho. Juntaremos las manos alrededor de las rodillas y las empujaremos hacia el pecho, tan cerca de éste como podamos llegar. Nos mantendremos en esta posición mientras contamos hasta diez. Volveremos a la posición inicial y repetiremos tres veces el ejercicio.

Efectos beneficiosos

Habremos realizado un buen estiramiento en los músculos de las caderas y las nalgas.

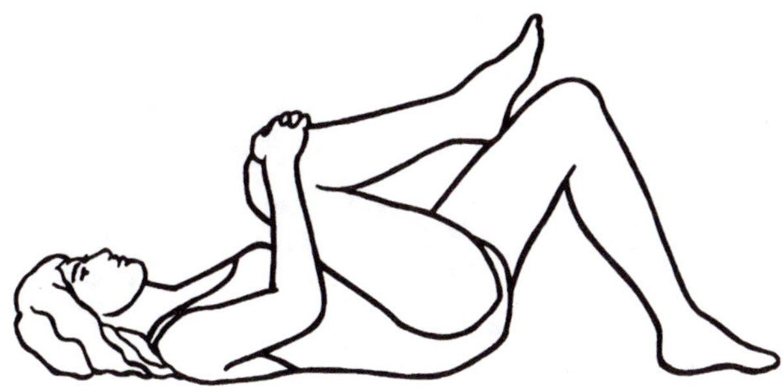

Fig. 9.2

Ejercicio para el abdomen

Es importante fortalecer los músculos abdominales. La debilidad en estos músculos produce dolor de espalda al alterar el equilibrio entre el grupo muscular sacroespinal y los abdominales. Los músculos abdominales débiles crean una mala postura: el abdomen sobresale y la parte lumbar de la columna vertebral se arquea demasiado hacia dentro. Esta debilidad puede acarrear problemas intestinales y en los órganos reproductores.

Abdominales parciales

Tumbarse boca arriba con las piernas flexionadas y los pies separados y planos en el suelo. Pueden colocarse los brazos a ambos lados del cuerpo o juntarse las manos en la nuca.

Bajar el mentón por encima del pecho y levantar lentamente del suelo la cabeza y los hombros (véase fig. 9.3). Mantener esta posición durante siete segundos. Tumbarse de nuevo. Repetir tres veces los pasos.

Efectos beneficiosos

Los músculos abdominales se fortalecerán y adquirirán tono. Los órganos internos notarán el apoyo y el masaje.

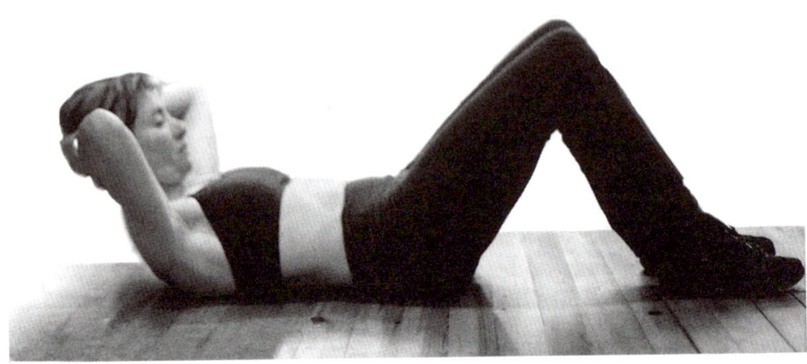

Fig. 9.3

Ejercicios para piernas y pies

Los ejercicios de piernas son importantes para mantener e incrementar la flexibilidad de las piernas y las caderas. Antes de cualquier actividad deportiva hay que hacer un precalentamiento de piernas para evitar lesiones. El ejercicio en las piernas ayuda también a reducir las acumulaciones de grasa alrededor de las caderas y los muslos.

El estiramiento del corredor

Nos sentaremos en el suelo. Estiraremos la pierna derecha recta frente a nosotros con la rodilla presionada con firmeza contra el suelo y el pie girado hacia arriba. Flexionaremos la rodilla izquierda y la empujaremos de lado. Lentamente y con sumo cuidado nos inclinaremos hacia delante tanto como podamos aunque sin experimentar dolor (véase fig. 9.4). Nos mantendremos en esta posición durante diez segundos.

Repetiremos el movimiento de estiramiento en el otro lado. Ejecutaremos tres veces el ejercicio.

Efectos beneficiosos

Este ejercicio consigue el estiramiento del ligamento de la corva, en la parte posterior del muslo. Aumenta asimismo la flexibilidad de las rodillas. El ligamento de la corva sufre una especial tensión cuando

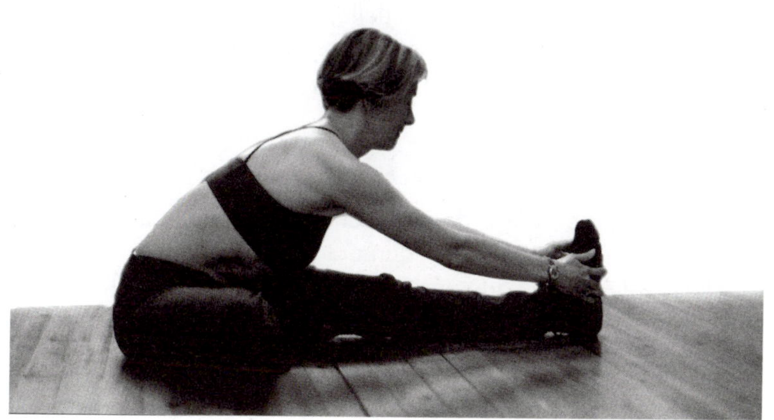

Fig. 9.4

se practica el esprint, el fútbol americano y el kárate. Si dicho ligamento se encuentra tenso, costará alcanzar los dedos de los pies.

El trabajo con el pie nos ayudará a mantenerlo sano, ágil y flexible. Contribuye también a eliminar el líquido que haya podido concentrarse alrededor del tobillo y mejora la circulación.

Movilidad del pie

1. Cogeremos un lápiz con los dedos de los pies. Mantenerlo en alto mientras se cuenta hasta cinco y dejarlo en el suelo. Repetir el movimiento diez veces.
2. Sentados, efectuar diez veces la flexión dorsal y plantar del pie.
3. Con el pie relajado, girar el tobillo diez veces describiendo círculos en el sentido de las agujas del reloj y en el contrario.

Ejercicios para el cuello

El cuello tiene que moverse con facilidad hacia delante, hacia atrás y a los lados. Sin embargo, muchas personas experimentan limitaciones en el movimiento en alguno de estos sentidos y todos hemos sufrido en algún momento rigidez en el cuello.

Al realizar ejercicios con el cuello detendremos el movimiento si experimentamos mareo. Jamás forzaremos un movimiento, al contrario lo llevaremos a cabo con lentitud y atención.

La movilidad del cuello

1. En posición sentada o de pie, inclinar lentamente la cabeza de modo que el mentón toque el esternón. Inclinarla seguidamente hacia atrás hasta que la parte posterior toque el cuello. Repetir dichos movimientos unas cinco veces.
2. Girar la cabeza suave y lentamente de un lado a otro. Repetir el movimiento unas cinco veces.
3. Inclinar la cabeza hacia un lado intentando que la oreja toque el hombro y seguidamente repetir el movimiento hacia el otro lado. Hacerlo unas cinco veces.

Ejercicios para los hombros

Las articulaciones del hombro son las más móviles de todo el cuerpo. Pueden llevar a cabo una variada gama de movimientos: flexión, extensión, abducción, aducción, rotación y circunducción.

Hay que prestar una especial atención al dolor en el hombro izquierdo, que se proyecta hacia el brazo, cuya causa no identificamos, y que aparece con el esfuerzo. Si aparece, hay que acudir a un médico, pues podría indicar alguna dolencia cardíaca.

Casi todos tenemos un gran número de nódulos y nudos en los hombros. Se trata de una zona donde se acumulan el estrés y la tensión, y por ello no debe extrañarnos la expresión de «echarse algo al hombro», que indica hacerse cargo de un peso u obligación. Muchas actividades exigen una gran tensión en los hombros, como por ejemplo el inclinarse hacia delante en una mesa, trabajar con ordenadores o máquinas de escribir, ejecutar movimientos repetitivos, incómodos, a menudo utilizando un solo brazo, etcétera. Deberíamos practicar a diario los ejercicios de hombros.

Movilidad del hombro

1. Extender una toalla

De pie, con las piernas separadas, los codos sin flexionar, sostener una toalla con ambas manos frente al cuerpo. Balancear lentamente los brazos hacia atrás por encima de la cabeza manteniendo la toalla tirante y seguidamente efectuar el balanceo hacia la posición inicial. Repetir estos movimientos diez veces.

2. Batir palmas

De pie con las piernas separadas y los hombros sin flexionar, balancear los brazos hacia delante y hacia atrás batiendo las palmas frente al pecho y en la espalda. Repetirlo veinte veces.

3. Circunducción

De pie con los brazos relajados a ambos lados del cuerpo. Girar lentamente el brazo derecho diez veces en las dos direcciones. Repetir con el brazo izquierdo.

Ejercicios para muñecas y manos

En nuestras actividades cotidianas utilizamos constantemente las manos. El ejercicio estimulará su fuerza y movilidad.

Ejercicio 1: Fortalecimiento

Apretar con la máxima fuerza una pelota de *squash* mientras contamos hasta cinco y seguidamente extender los dedos. Repetirlo diez veces en cada mano.

Ejercicio 2: Fortalecimiento

Colocar las manos planas sobre una mesa, con las palmas hacia arriba. Extender los dedos hasta separarlos al máximo y juntarlos de nuevo sin perder el contacto con la mesa.

Ejercicio 3: Movilidad de los dedos

Con las manos planas sobre una mesa, las palmas hacia abajo y los dedos ligeramente separados, levantarlos uno a uno, volviéndolos hacia uno y otro lado. Mientras se mueve uno de los dedos, los demás deben permanecer completamente inmóviles. Repetirlo diez veces.

El masaje

El masaje es vital de cara a nuestro bienestar físico, emocional y espiritual. Tiene cualidades beneficiosas para todo el mundo a lo largo de los distintos estadios de la vida.

Al bebé le ayuda en su desarrollo fisiológico y emocional. Los bebés y los niños de todas las edades que se someten a una terapia regular de masaje, aparte de comer y dormir mucho mejor, sufren menos problemas de salud. Además, el masaje les proporciona un gran placer.

Durante el traumático período de la adolescencia, el masaje ayuda a superar el «abismo generacional» entre la adolescencia y la edad adulta. El roce reduce el estrés y la tensión en el seno de la unidad familiar y ayuda a estabilizar el comportamiento y a regular los desequilibrios hormonales.

Cuando se lleva a cabo el masaje antes de iniciar una actividad deportiva se reduce de forma considerable la probabilidad de la aparición de tensiones musculares y se intensifican el rendimiento, la resistencia y la agilidad. En caso de lesiones de poca importancia, el masaje constituye un tratamiento de gran efectividad y una excelente ayuda para la recuperación.

El masaje ayuda a la mujer en los considerables cambios físicos y emocionales que experimenta durante el embarazo, y la prepara para el parto. Constituye una agradable forma de aliviar las incomodidades secundarias que conlleva el embarazo y no tiene efectos secundarios. Con él, la futura madre experimenta una profunda relajación, mejora la calidad de su sueño y aumenta su energía. Con el masaje pueden evitarse los dolores de espalda, los cambios de humor, la retención de líquidos, las varices, el dolor en las piernas, los calambres, las jaquecas y las estrías.

La terapia del masaje durante la menopausia permite a la mujer adaptarse física y emocionalmente al gigantesco «cambio» que se produce en su vida. En el plano emocional, le ayuda en la depresión, le equilibra los cambios de estado de ánimo y disipa las ideas y sentimientos irracionales de inseguridad y baja autoestima. En el plano físico, el masaje, los aceites esenciales, la dieta y el ejercicio le aliviarán los sofocos, los dolores de cabeza, los cambios en la energía, la retención de líquidos y el aumento de peso.

En los últimos estadios de la vida el masaje constituye un excelente medio de mejora de la calidad de vida. Puede reducir de forma considerable el dolor, la rigidez y la falta de movilidad fruto de los problemas de artritis y reumatismo. El masaje mejora la flexibilidad de músculos y articulaciones. Estimula la circulación y elimina de forma más efectiva las toxinas del sistema. Con la práctica del masaje mejoran la textura y el tono de la piel, la digestión y la eliminación de los alimentos, y se reducen la depresión y la ansiedad.

Por consiguiente, durante todos los estadios de la vida el masaje juega un papel importantísimo y a todos puede ofrecernos algo. Si se combina con una dieta sana y con ejercicio regular, estimula la energía, la vitalidad, la agilidad, la relajación, la tranquilidad mental y la felicidad.

Apéndice:
Anatomía básica

Intentaremos presentar de la forma más comprensible posible los huesos y músculos del cuerpo. En principio, los músculos pueden parecer algo muy complejo pero comprobaremos que en realidad son algo fácil de aprender. A medida que vayamos avanzando en el masaje de los músculos, es importante conocer sus nombres y la función que desempeñan en realidad. Presentamos a continuación una útil terminología que describe la acción de los músculos:

flexión, con la que se produce un movimiento hacia delante o anterior de la extremidad o tronco

extensión, con la que se produce un movimiento hacia atrás o posterior de la extremidad

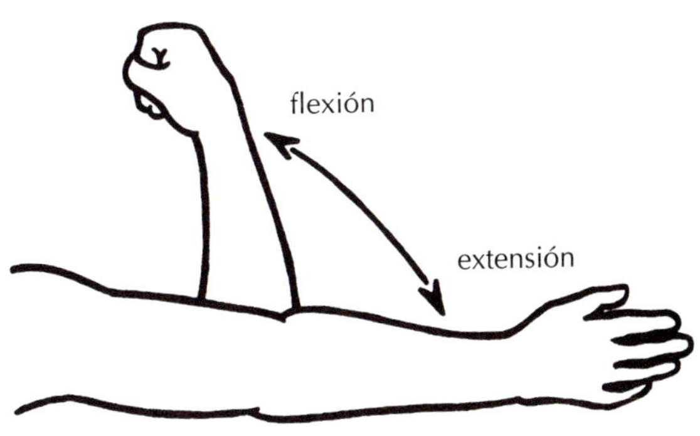

abducción, con la que una extremidad se desplaza del centro del cuerpo

aducción, con la que una extremidad se desplaza hacia el centro del cuerpo o vuelve a su posición inicial

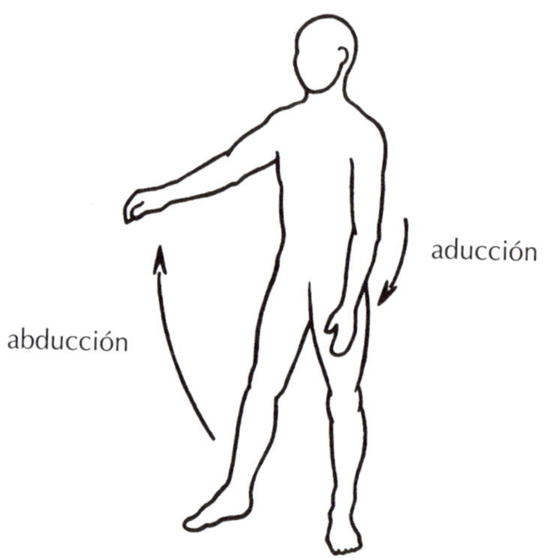

pronación, con la que se gira la palma hacia abajo
supinación, con la que la palma se gira hacia arriba

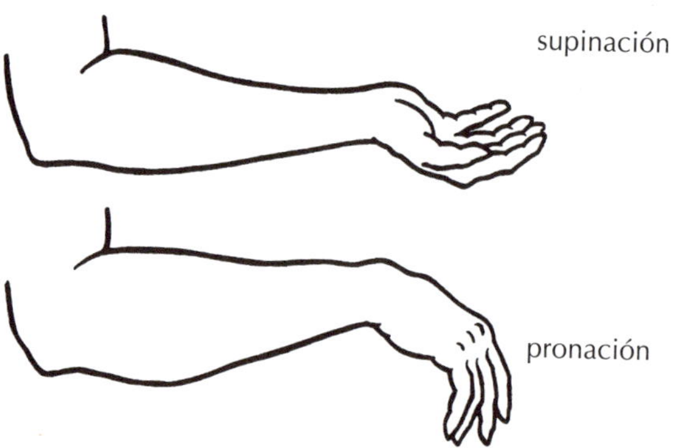

rotación media, con la que se hace girar una extremidad hacia la
parte central del cuerpo
rotación lateral, con la que se hace girar una extremidad apartándo-
la de la parte central del cuerpo

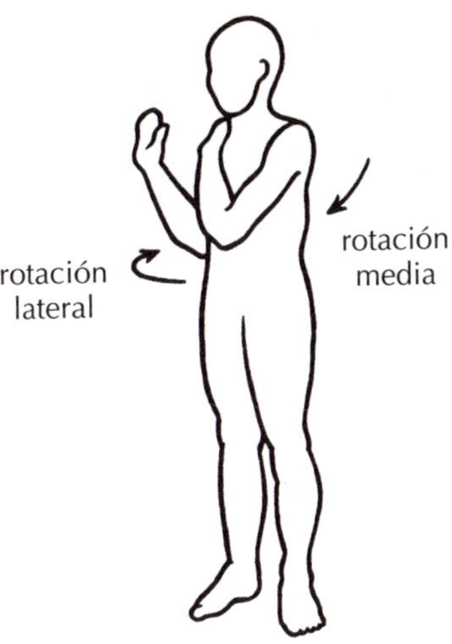

circunducción, con la que se describe un círculo en el espacio

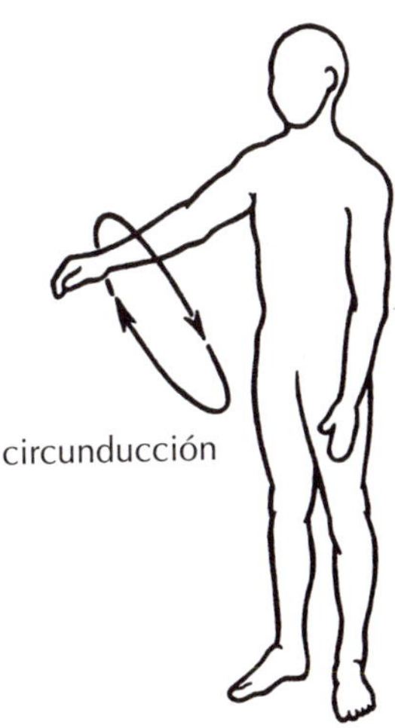

inversión, con la que se hace girar hacia dentro la planta del pie
reversión, con la que se hace girar hacia fuera la planta del pie

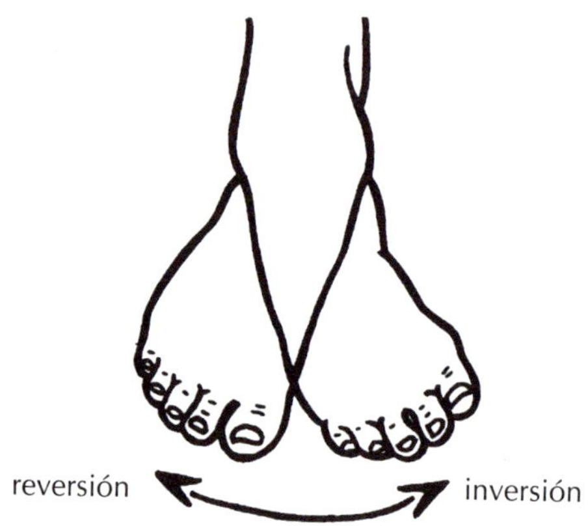

flexión dorsal, con la que se echa hacia atrás el pie
flexión plantar, en la que el pie apunta hacia abajo

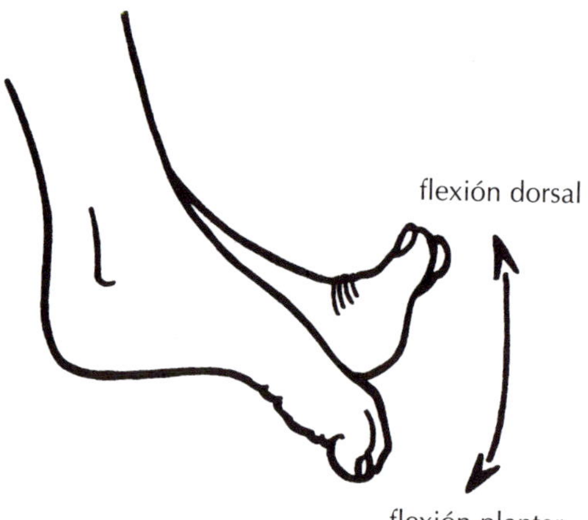

La pierna

Principales huesos de la pierna:

Debajo de la rodilla

1.   La **tibia**, en la pierna, es su hueso más ancho, situado en el centro de ésta e insertado en la articulación de la rodilla por su parte superior y en la del tobillo por su parte inferior. Se articula con el **fémur** y el **peroné**. La superficie de la parte interior del extremo inferior de la tibia forma el maléolo medio.

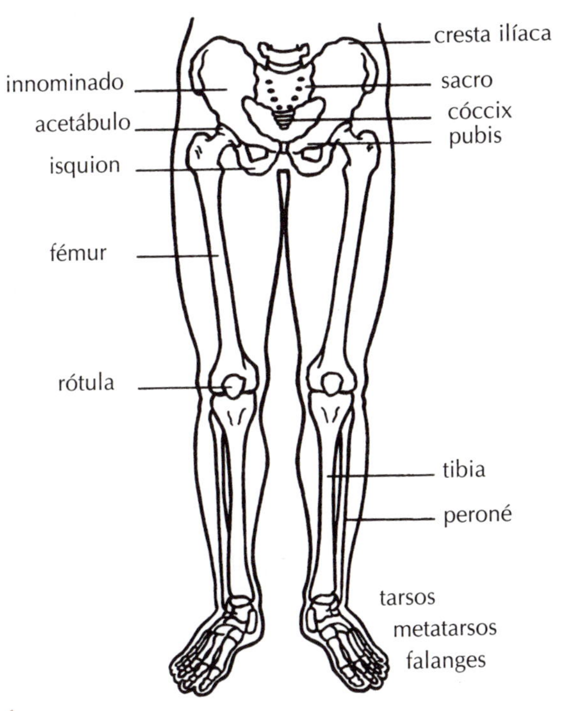

HUESOS DE LA PIERNA Y PELVIS

2.   El **peroné**, también situado en la pierna, es un hueso más delgado y ubicado en la parte lateral. Se articula con la tibia y forma par-

te de la articulación del tobillo. La parte inferior del peroné forma el maléolo lateral.

Encima de la rodilla

3. El **fémur** es el hueso más ancho de la extremidad inferior, conforma el muslo y es el más largo y pesado de todo el cuerpo. Su extremo superior es redondeado, se inserta en una cavidad en forma de cuenco llamada acetábulo y forma la articulación de la cadera.

La parte inferior del fémur posee dos cóndilos (extremos redondeados), denominados cóndilo medio y cóndilo lateral, para la articulación con la tibia.

La **rótula** es un pequeño hueso triangular.

Músculos de la pierna

Entre los músculos de la parte **posterior** de la pierna (músculos de la pantorrilla) cabe citar:

1. El **tríceps sural** (gemelo interno) y el **tríceps sural** (gemelo externo), los más superficiales de la pantorrilla, con dos cabezas.

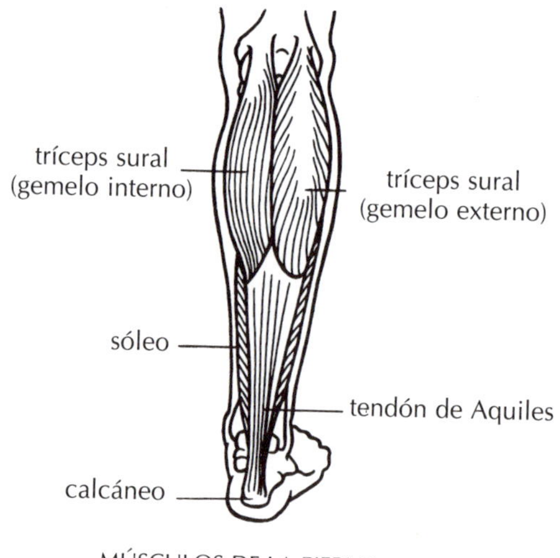

MÚSCULOS DE LA PIERNA

Origen: parte posterior de la pierna, por encima de la rodilla.

Inserción: a través del tendón de Aquiles hacia el calcáneo (hueso del talón).

Función: los tríceps surales llevan a cabo la flexión plantar del pie.

2. El **sóleo** se encuentra en la profundidad del tríceps sural.

Origen: la tibia y el peroné.

Inserción: a través del tendón de Aquiles hacia el calcáneo.

Función: el sóleo lleva a cabo la flexión plantar del pie.

3. El **tibial posterior.**

Origen: parte trasera de la tibia y el peroné.

Inserción: huesos del tarso y metatarso medios.

Función: flexión plantar e inversión del pie.

El tibial posterior es también muy importante para el apoyo del arco longitudinal medio del pie y su debilidad provoca el «giro» del pie hacia dentro.

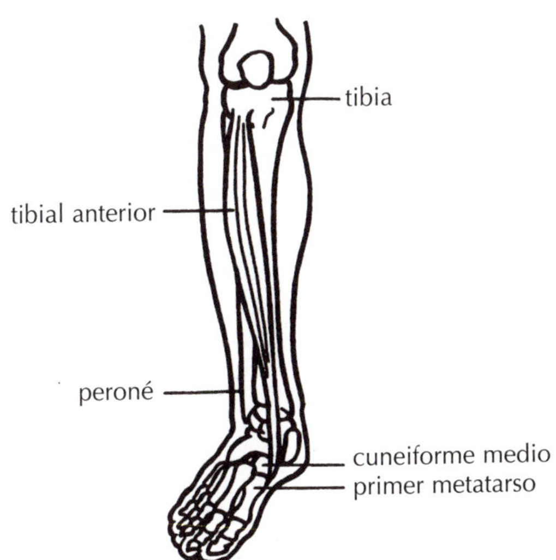

Nota: los músculos posteriores de la pantorrilla tienen todos su función en la **flexión plantar** del tobillo.

Entre los músculos **anteriores** de la pierna cabe citar el **tibial anterior**, el músculo más ancho de la parte frontal de la pierna que puede palparse con facilidad.

Origen: extremo exterior de la tibia, justo por debajo de la rodilla.

Inserción: extremo inferior del pie, hacia el dedo gordo (cuneiforme medio y primer metatarso).

Función: flexión dorsal del pie e inversión del mismo. El tibial anterior (al igual que el tibial posterior) tiene su importancia en el mantenimiento del arco longitudinal medio del pie y evita que éste «gire» hacia dentro.

Otros músculos: **extensor común de los dedos del pie, extensor propio del dedo gordo** y **peroneo tercero**.

Entre los músculos **laterales** (exteriores) de la pierna citaremos: el **peroneo largo** y el **peroneo corto**.

Origen: parte exterior de la pierna sujeta al peroné.

Inserción: el peroneo largo se sujeta al primer metatarso; el peroneo corto, al quinto metatarso.

Función: flexión plantar y reversión del pie.

Los **peroneos** tienen su importancia puesto que proporcionan estabilidad lateral al tobillo y evitan que el pie «gire» hacia fuera.

Músculos de la parte superior de la pierna

Entre los músculos **posteriores** de la parte superior de la pierna (posterior del muslo) citaremos:

El **ligamento de la corva**, compuesto por los tres músculos siguientes:

1. **Bíceps femoral**, situado hacia la parte lateral (exterior) del muslo
2. **Semitendinoso**
3. **Semimembranoso**

} situados hacia la parte media (interior) del muslo

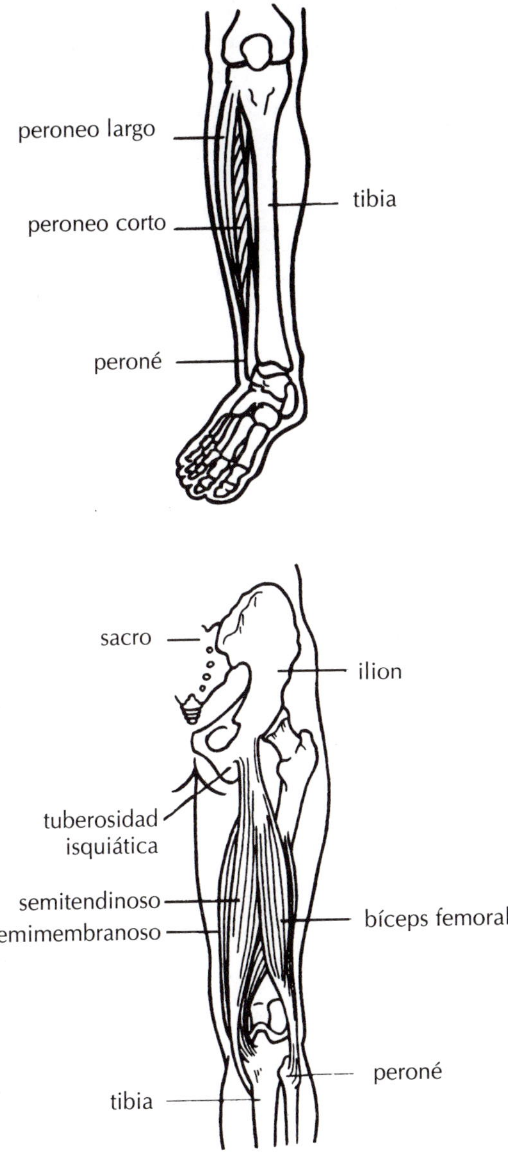

LIGAMENTO DE LA CORVA

Origen: tuberosidad isquiática (extremo inferior de la pelvis). La corta cabeza del bíceps femoral surge de la parte inferior trasera del fémur.

Inserción: a ambos lados de la tibia.

Función: el ligamento de la corva flexiona la rodilla y extiende el muslo.

Cuando se presentan problemas con el ligamento de la corva pueden surgir a partir de la pelvis, lo que exigirá la consulta con un osteópata.

Entre los músculos de la parte **anterior** del muslo (zona frontal) citaremos:

1. El **cuadríceps femoral**, compuesto por los cuatro músculos siguientes:

    I) **Recto anterior**.
    II) **Vasto lateral**.
    III) **Vasto intermedio**.
    IV) **Vasto medio**.

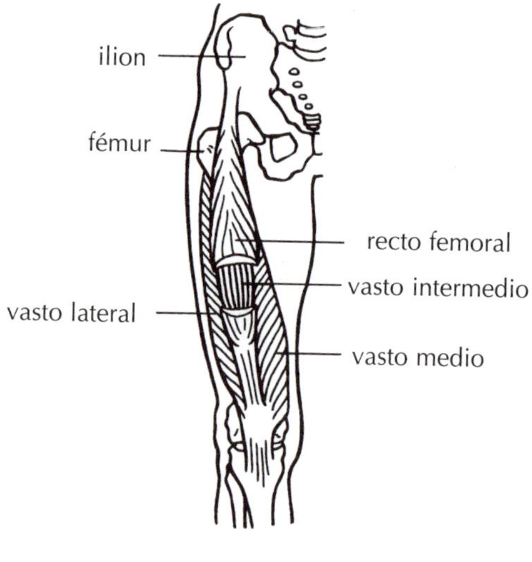

CUADRÍCEPS

Origen: los tres vastos nacen en la parte superior del fémur. El recto femoral tiene su origen en la parte frontal del **ilion**.

Inserción: a través de la rótula, hacia la tibia.

Función: los cuatro cuadríceps extienden la rodilla y el recto femoral flexiona el muslo.

Cuando se producen problemas en los cuadríceps se experimentan dificultades para poner la rodilla recta.

2. El **sartorio** (*sartor* = sastre) es denominado a menudo «músculo del sastre», puesto que hace su función cuando nos sentamos con las piernas cruzadas, como solían hacer los sastres.

Origen: ilion.

Inserción: parte media (interior) de la tibia.

Función: flexiona la rodilla y la cadera, realiza la abducción del muslo y consigue la rotación lateral de éste.

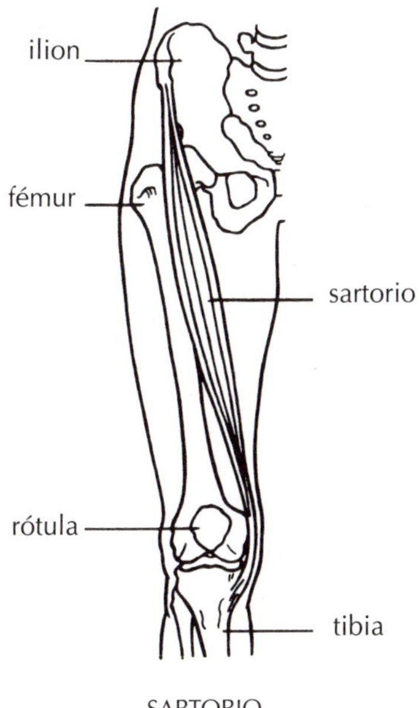

SARTORIO

Cuando el músculo sartorio se debilita se producen problemas de rodilla, en especial de su parte interna, lo que a veces produce un andar patizambo.

Entre los músculos **medios** (internos) del muslo cabe citar:

1. Los **aductores** comprenden el **aductor mediano**, el **aductor mayor**, el **aductor menor** y el **pectíneo**.

    Origen: hueso púbico y parte inferior del hueso de la cadera (tuberosidad isquiática).

    Inserción: interior del fémur.

    Función: aducción del muslo y rotación lateral de éste.

    Cuando se presenta debilidad en los aductores se experimenta «bloqueo» en las rodillas. Es corriente la torcedura de ingle a causa de estos músculos.

2. El **recto interno**.

    Origen: hueso púbico.

    Inserción: interior de la tibia (parte superior).

    Función: aducción del muslo, rotación interna de éste y flexión de la rodilla.

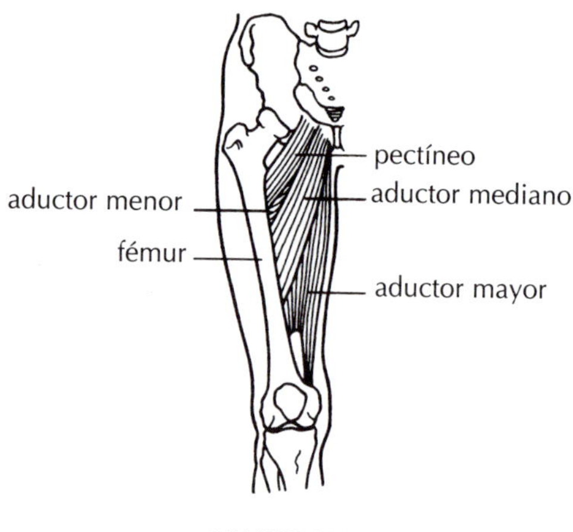

ADUCTORES

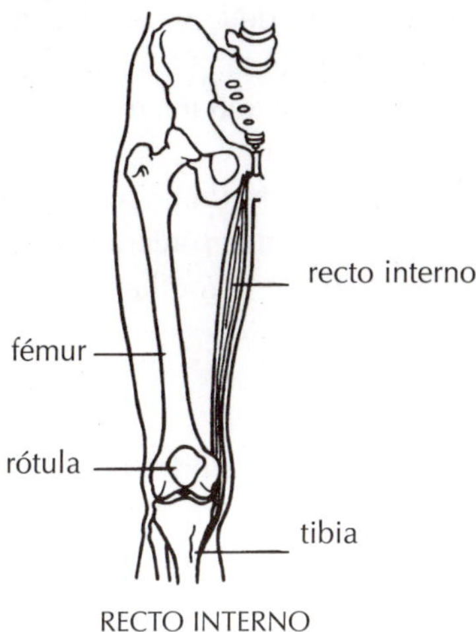

RECTO INTERNO

Cuando se debilita el recto interno se producen problemas de «bloqueo de la rodilla».

Entre los músculos **laterales** (exteriores) del muslo citaremos: el **tensor de la fascia lata** (*tendere* = estirar, *fascia* = franja).

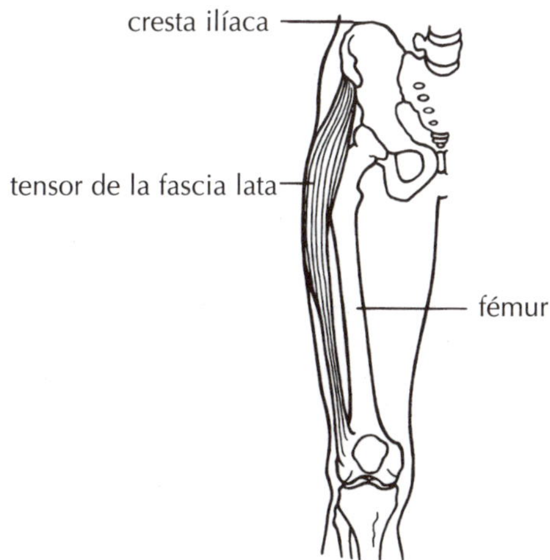

TENSOR DE LA FASCIA LATA

Origen: extremo exterior de la cresta ilíaca.
Inserción: exterior de la tibia.
Función: abducción y rotación interna del muslo. Flexión de éste.

El tensor de la fascia lata es un enorme músculo que a menudo se tensa muchísimo (se hace hipertónico) y de ello pueden derivarse problemas pélvicos y dolor en la rodilla.

El pie

Cada pie está formado por veintiséis huesos. En él encontramos catorce **falanges**: cada dedo posee tres falanges (distal, media y proximal) excepto el dedo gordo, que tiene únicamente dos. Las falanges se articulan entre sí y con los **metatarsos**.

Existen cinco metatarsos: uno para cada dedo. Los metatarsos se articulan con las falanges y con los **tarsos**.

Existen siete huesos **tarsos** que se denominan:

Calcáneo.
Astrágalo.
Cuboides.
Escafoides tarsiano.
Primera **cuña** (interna).
Segunda **cuña** (media).
Tercera **cuña** (lateral).

El **calcáneo** y el **astrágalo** se hallan situados en la parte posterior del pie. El calcáneo es el más ancho y fuerte de los huesos tarsianos. El astrágalo se articula con la tibia y el peroné en la articulación del tobillo. El astrágalo se encuentra entre el maléolo interno de la tibia y el lateral del peroné.

Los huesos **cuboides, escafoides tarsiano** y tercera **cuña** están situados en la parte anterior del pie.

Los huesos del pie están dispuestos de tal forma que pueden describir arcos distintos, lo que permite a éste aguantar el peso del cuerpo. Dichos arcos son elásticos, por lo que ceden cuando se les aplica el peso del cuerpo y se elevan al liberarles de éste.

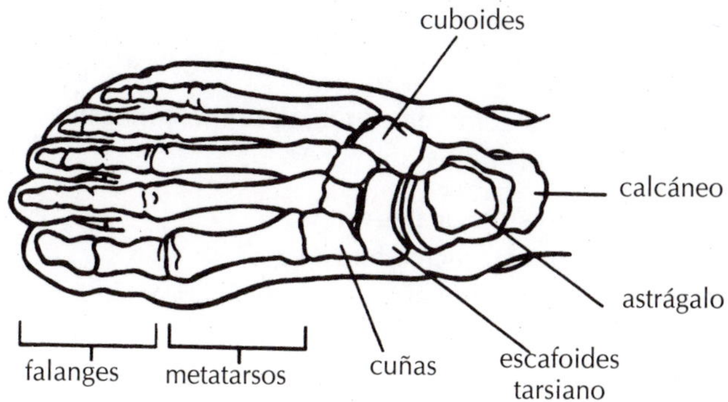

1. Arco longitudinal interno: formado por el calcáneo, el escafoides tarsiano, las tres cuñas y los tres huesos metatarsianos medios. Éste es el más elevado de los arcos, en el que únicamente el calcáneo y la parte distal de los metatarsianos deberían tocar el suelo.

2. Arco longitudinal exterior: formado por el calcáneo, el cuboides y los dos huesos metatarsianos laterales. Se trata de un arco más bajo y menos móvil que el longitudinal interno.

3. Arcos transversales (que atraviesan el pie): formados por los metatarsos, las tres cuñas, el cuboides y el escafoides tarsiano. Los huesos del pie se mantienen en su lugar por medio de unos fuertes ligamentos y de los tendones musculares de la pierna. Cuando éstos se debilitan, los arcos se aplanan y como consecuencia se producen los «pies planos».

Hemos hablado ya de los músculos que intervienen en el movimiento del pie. Entre los que mueven los dedos de éste se encuentran:

1. El **flexor propio del dedo gordo**: flexiona el dedo gordo del pie.

2. El **extensor propio del dedo gordo**: extiende el dedo gordo del pie.

3. El **flexor común profundo de los dedos**: flexiona los dedos (realiza la flexión plantar e invierte el pie).

4. El **extensor común de los dedos del pie**: extiende los dedos (realiza la flexión dorsal y efectúa la reversión del pie).

La espalda

La espina dorsal, o columna vertebral, está compuesta por veintiséis **vértebras** que se distribuyen así:

Siete **vértebras cervicales** (*cervix* = cuello).
Doce **vértebras toracicodorsales**.
Cinco **vértebras lumbares** (*lumbus* = lomo).
Un **sacro** (cinco vértebras sacras en una sola).
Un **cóccix** (formado por cuatro vértebras).

Así pues, antes de la fusión de las vértebras sacras del cóccix, el número total de vértebras es de treinta y tres.

Entre las vértebras adyacentes se encuentran los **discos intervertebrales**. Tales discos tienen una función de absorción de choque, y las articulaciones que conforman permiten los movimientos de la columna vertebral. Están formados por un borde externo fibrocartilaginoso denominado **anillo fibroso** y un material interno suave, pulposo y gelatinoso denominado **núcleo pulposo**.

Vista desde un lado, la columna vertebral presenta cuatro curvas. Éstas tienen una gran importancia pues aumentan su fuerza, hacen posible el equilibrio en la posición recta, protegen la columna de fracturas y al andar absorben cualquier sacudida.

Músculos de la espalda y de los hombros

1. Los **sacroespinales**.

Los músculos sacroespinales están formados por tres grupos musculares:

Ileocostal (situado lateralmente).
Redondo mayor (situado en la zona intermedia).
Infraespinoso (situado en el interior).

Estos grupos están formados por una serie de músculos que se traslapan. Los encontramos a uno y otro lado de la columna vertebral.

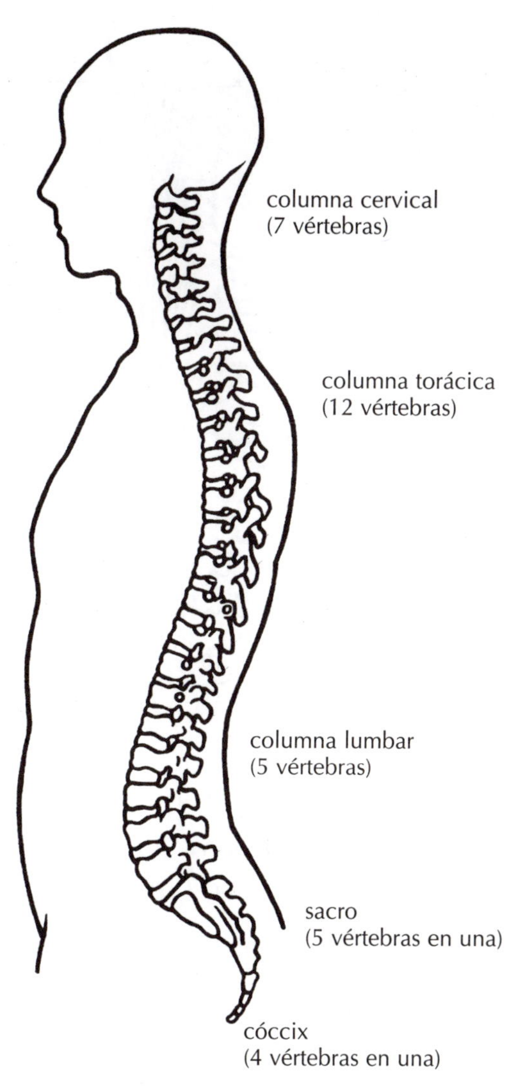

COLUMNA VERTEBRAL

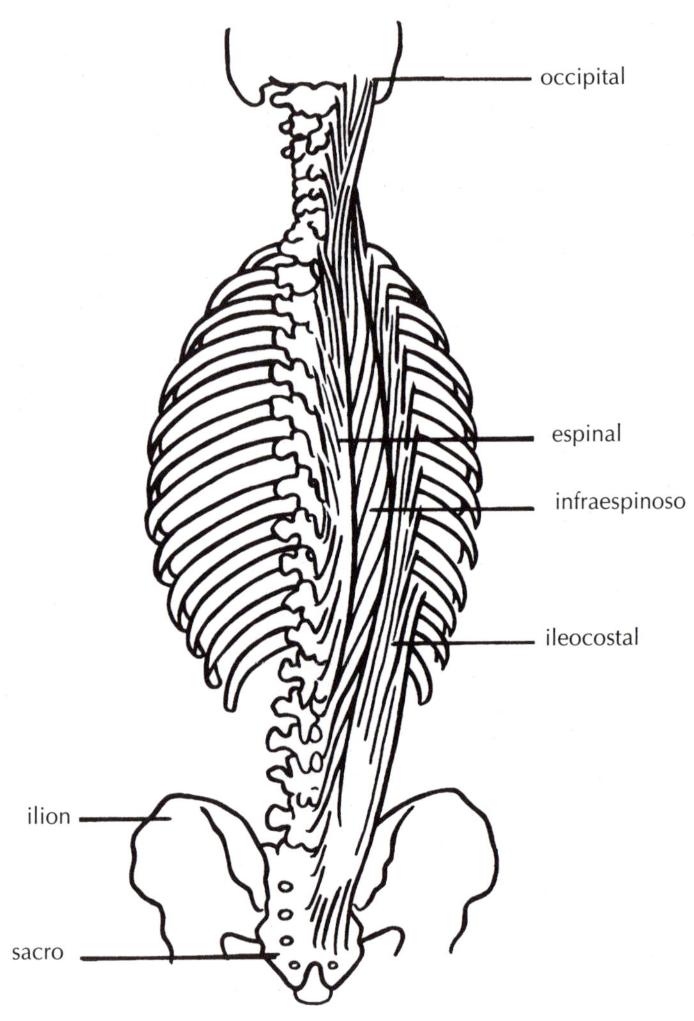

occipital
espinal
infraespinoso
ileocostal
ilion
sacro
SACROESPINALES

Origen: cresta del ilion, sacro, vértebras y costillas.

Inserción: costillas, vértebras, occipital (base del cráneo).

Función: extensión de la columna cuando ambos lados se contraen (inclinación hacia atrás); flexión lateral (inclinación hacia un lado) de la columna cuando se contrae un costado; mantenimiento de la postura erecta del tronco: actuando en solitario, el sacroespinal hace girar el tronco.

Si se produce una contracción, en general formará protuberancia como una cuerda por la parte inferior del lado que se contrae. Cuando ambos lados se debilitan, el individuo tiene los hombros caídos y le resulta difícil mantener el cuerpo erguido.

2. El **dorsal ancho**.

Origen: por debajo de la sexta vértebra torácica, la quinta vértebra lumbar y la cresta ilíaca.

Inserción: por el húmero, inmediatamente por debajo del hombro.

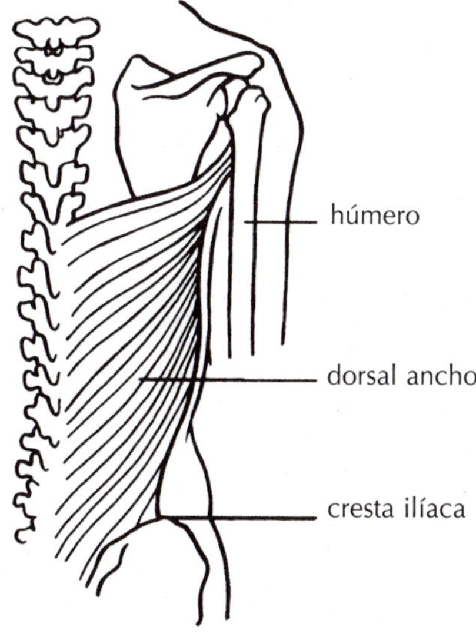

DORSAL ANCHO

Función: desplaza el brazo hacia atrás y hacia dentro contra el cuerpo.

3. El **trapecio**.
   Origen: occipital, vértebras cervicales y torácicas.
   Inserción: clavícula y espina del omóplato.
   Función: elevación o descenso del omóplato, rotación y aducción de éste, rotación e inclinación de la cabeza hacia atrás.

El **trapecio** es el músculo más superficial de los que se hallan en la parte superior de la espalda y el cuello. La tensión y rigidez de dicho músculo desencadena problemas en la parte superior de la espalda y en el cuello, así como dolor en los omóplatos. La tensión en el trapecio puede provocar también dolores de cabeza. Los proble-

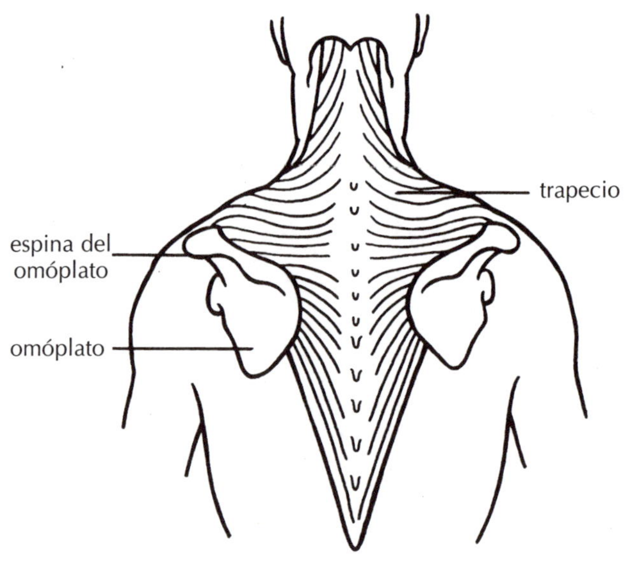

mas en esta zona suelen relacionarse con la postura incorrecta, como los hombros caídos al relajarse la persona en una silla.

4. El **deltoides** (*delta* = triangular).
    Origen: clavícula y espina del omóplato.
    Inserción: al lado del húmero, aproximadamente en su mitad.
    Función: abducción del brazo; colabora en la flexión y la extensión del brazo.

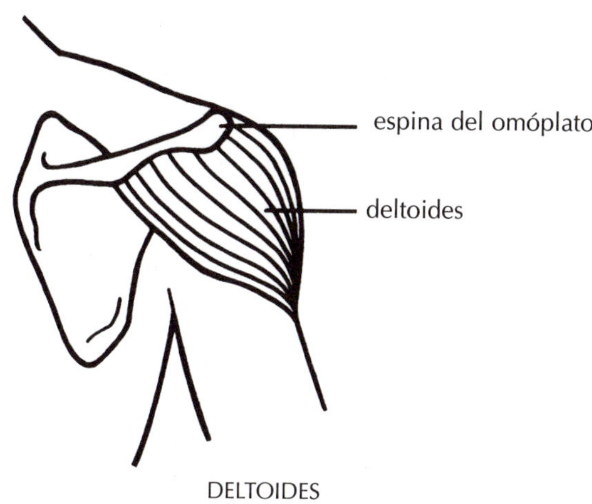

5. El **supraescapular**.
    Origen: por encima de la espina del omóplato.
    Inserción: extremo superior del húmero.
    Función: abducción del brazo.

El deterioro en dicho músculo suele constituir una causa corriente para el dolor de hombro que incluso puede proyectarse hacia la parte inferior del brazo. Los deportes que exigen movimientos repetitivos con el brazo levantado por encima del hombro, como los de raqueta y el estilo crol o espalda en natación, pueden acarrear problemas en dicho músculo.

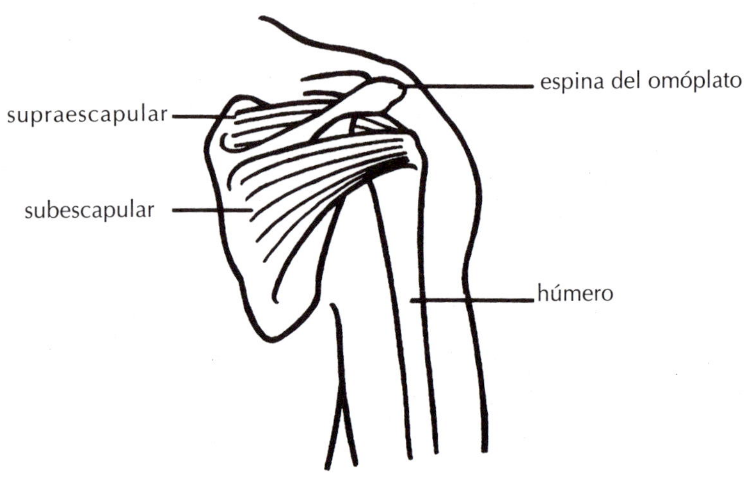

SUPRAESCAPULAR Y SUBESCAPULAR

6. El **subescapular**.

Origen: por debajo de la espina del omóplato.
Inserción: parte superior del húmero.
Función: rotación lateral del brazo (junto con el redondo corto).

7. El **redondo corto**.

Origen: extremo lateral del omóplato (es decir, su parte más próxima al brazo).
Inserción: parte superior del húmero.
Función: rotación lateral del brazo (junto con el subescapular).

El subescapular y el redondo corto trabajan conjuntamente. El dolor en dichos músculos dificulta la rotación del brazo hacia dentro y también el gesto de alcanzar por detrás el otro hombro.

8. El **redondo largo**.

Origen: extremo lateral inferior del omóplato.
Inserción: parte posterior del húmero.
Función: rotación media y aducción del brazo; extensión de la articulación del hombro.

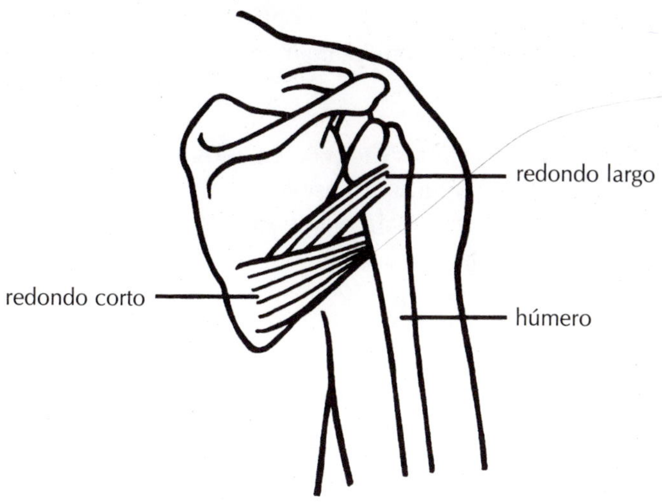

REDONDO LARGO Y REDONDO CORTO

9. El **romboide** mayor y menor.

Origen: séptima vértebra cervical y cinco primeras vértebras torácicas.

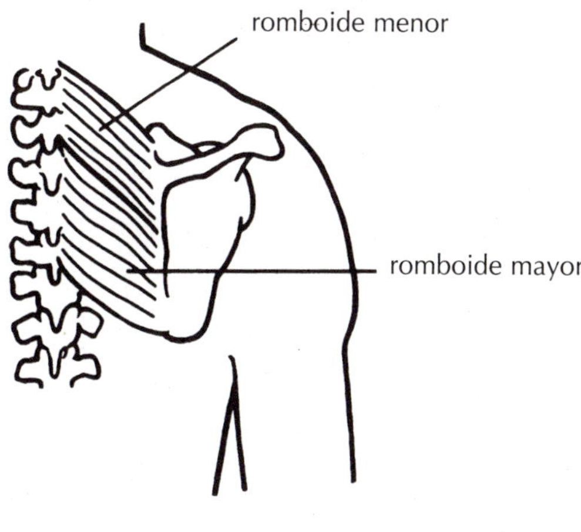

ROMBOIDE

Inserción: extremo medio del omóplato.

Función: aducción del omóplato (movimiento hacia atrás de los huesos del hombro).

Pueden producirse dolor y tensión en estos músculos como consecuencia de la mala postura. La tensión en la actividad laboral, como la producida cuando se trabaja todo el día en un despacho, puede provocar también malestar en los huesos del hombro.

Músculos de las nalgas

Los **glúteos** están formados por el **glúteo mayor**, el **glúteo medio** y el **glúteo menor**.

1. El **glúteo mayor**.
    Origen: por detrás del ilion, el sacro y el cóccix.
    Inserción: parte superior trasera del fémur.
    Función: rotación lateral del muslo; extensión de la cadera.

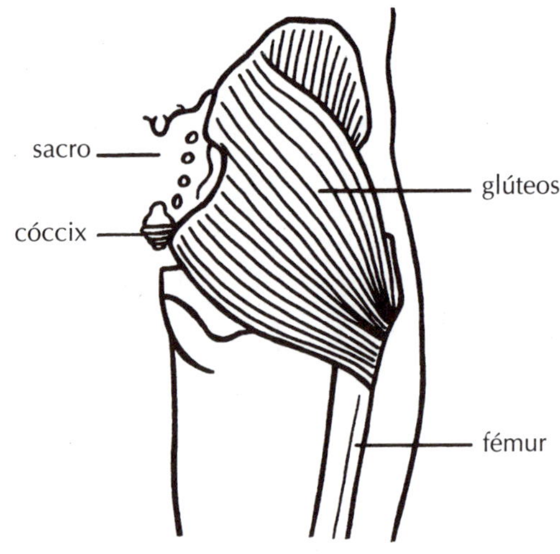

GLÚTEOS

2. El **glúteo medio** y el **glúteo menor**.

Origen: ilion.

Inserción: parte superior del costado del fémur.

Función: abducción del muslo; el glúteo menor participa en la rotación lateral del muslo; el glúteo medio efectúa la rotación media del muslo.

Una tensión excesiva en los glúteos suele provocar problemas en la parte inferior de la espalda.

El brazo y la mano

El **húmero** es el hueso superior del brazo y en su extremo se articula con la cavidad **glenoide** del omóplato para formar la articulación del hombro. Los músculos profundos del hombro y sus tendones fortalecen y estabilizan la articulación del hombro. El extremo distal del

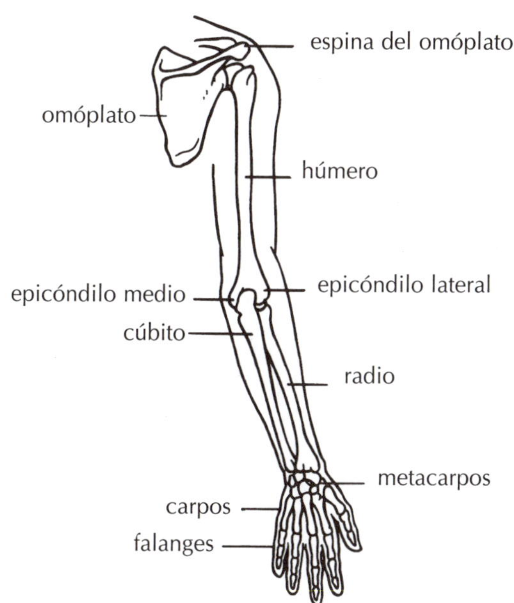

HUESOS DEL BRAZO Y LA MANO

húmero se articula con el **radio** y el **cúbito** (los dos huesos del antebrazo) para formar la articulación del codo. El cúbito es el hueso medio del antebrazo, es decir, se encuentra en la parte del dedo meñique. El radio es el hueso lateral del antebrazo, situado en el lado del pulgar. El radio y el cúbito se articulan asimismo con los huesos **carpos** o de la muñeca. La muñeca está formada por ocho huesos dispuestos en dos hileras, que son los siguientes:

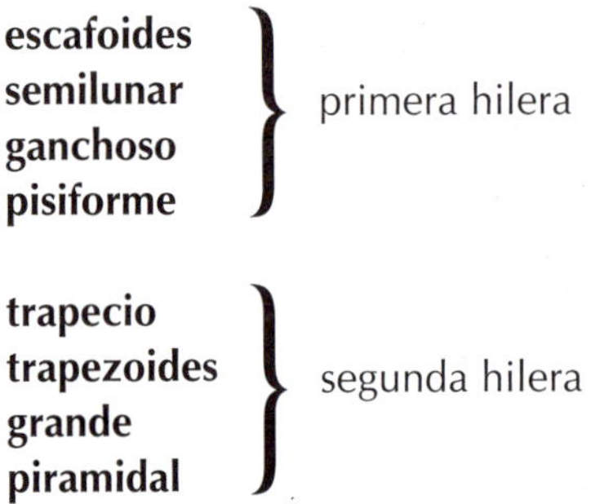

Existen cinco **metacarpianos**, uno para cada dedo, que conforman la estructura de la palma de la mano.

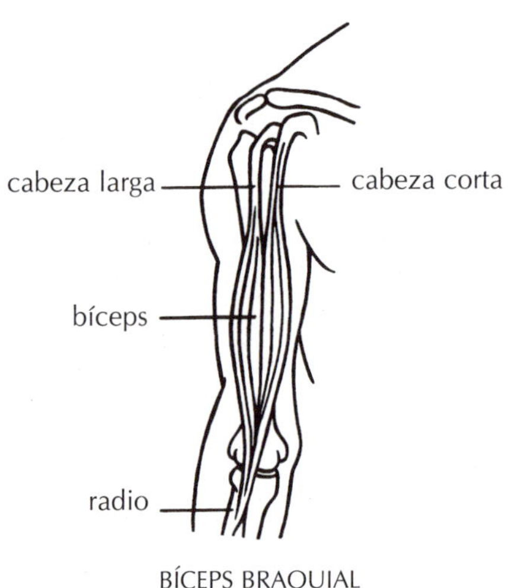

BÍCEPS BRAQUIAL

Existen catorce **falanges** o huesos del dedo: dos falanges en la articulación del pulgar y tres en cada uno de los demás dedos.

Músculos del brazo

Grupo flexor anterior

1. El **bíceps braquial** (*biceps* = dos cabezas, *brachion* = brazo) es un músculo con dos cabezas situado en la parte frontal superior del brazo.
Origen: dos cabezas a partir del omóplato.
Inserción: el radio y la fascia del antebrazo.
Función: flexión de la articulación del codo; supinación (giro de la palma hacia arriba) del antebrazo.

El bíceps se utiliza intensamente al levantar o lanzar pesos pesados, en deportes de raqueta y movimientos de supinación como los de torniquete.

2. El **braquial anterior** está situado en la parte frontal superior del brazo y se inserta profundamente en el bíceps.
Origen: húmero.

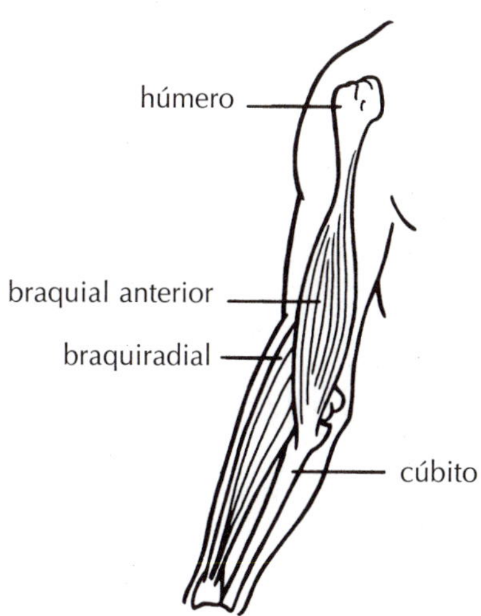

Inserción: cúbito.
Función: flexión del codo.

Cuando se presentan problemas con este músculo, el dolor, los pinchazos y el hormigueo pueden proceder de las manos, en concreto de la parte del pulgar a causa del bloqueo del nervio radial.

3. El **braquioradial**.
   Origen: húmero.
   Inserción: radio.
   Función: flexión del codo.

El dolor puede proyectarse a partir de este músculo hacia la parte radial (lado del pulgar) de la muñeca.

Grupo extensor superior

El **tríceps braquial** (*tríceps* = tres cabezas) es el único músculo existente en la parte posterior y superior del brazo y consta de tres partes.
   Origen: omóplato (cabeza larga) y húmero (cabezas media y lateral).

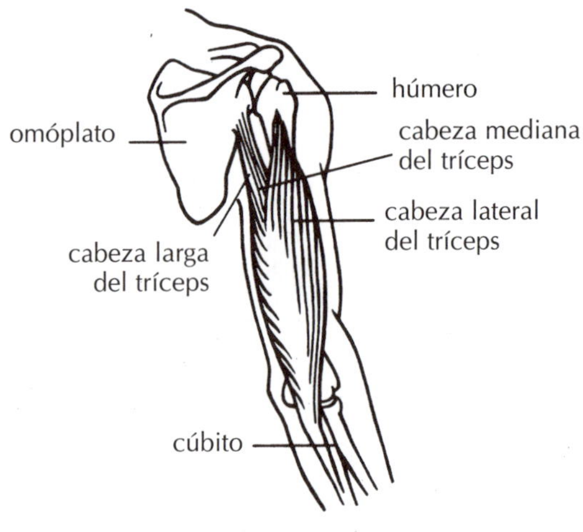

TRÍCEPS BRAQUIAL

Inserción: cúbito, justo por debajo del codo.

Función: extensión de la articulación del codo.

El tríceps es el músculo más fuerte del brazo. El dolor que surge de dicho músculo a menudo se nota en el interior de la articulación del codo. Se le aplica tensión en el levantamiento y lanzamiento de cuerpos pesados.

La **supinación** (giro de la palma hacia arriba) la llevan a cabo el músculo **supinador** y el bíceps braquial.

La **pronación** (giro de la palma hacia abajo) la llevan a cabo el **pronador redondo** y el **pronador cuadrado**.

Los músculos que efectúan el movimiento de la muñeca y los dedos

Existe un gran número de músculos que llevan a cabo el movimiento de las manos y los dedos.

El grupo anterior de músculos funciona como flexor.

El grupo posterior de músculos funciona como extensor.

Flexores de la muñeca

Entre ellos citaremos el: **flexor carpioradial, el flexor carpiocubital** y el **palmar largo**.

Origen: húmero (epicóndilo medio), la protuberancia interna del extremo inferior del húmero.

Inserción: carpos, metacarpos y falanges.

Función: flexión de la muñeca (inclinación de ésta hacia arriba, contra el cuerpo con la palma hacia arriba).

Extensores de la muñeca

Entre ellos citaremos el **extensor carpioradial largo**, el **extensor carpioradial corto** y el **extensor carpiocubital**.

Origen: húmero (epicóndilo lateral), la protuberancia externa en la parte inferior del húmero.

Inserción: carpos, metacarpos y falanges.

Función: extensión de la muñeca (inclinación de ésta hacia el cuerpo con la palma hacia abajo).

Músculos que mueven los dedos

Entre ellos cabe citar el **flexor largo de los dedos**, el **extensor de los dedos** y el **extensor propio del índice**.

El principal problema que afecta a los músculos del antebrazo son las lesiones debidas al exceso de tensión. Las ocupaciones como picar a máquina, que implican movimientos repetitivos, los pasatiempos como cuidar el jardín, hacer punto de media y los deportes que se practican con raqueta, como el tenis, y el golf, pueden crear problemas e intensos dolores en la articulación del codo. A menudo el dolor pasa a la muñeca y los dedos e incluso puede llegar a los hombros.

MÚSCULOS DEL ANTEBRAZO

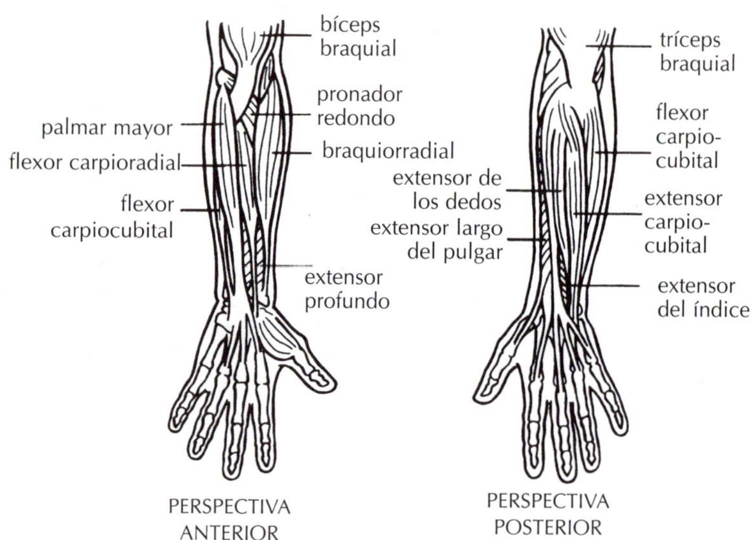

El abdomen

El colon se divide en las siguientes partes: ascendente, transverso, descendente y sigmoides. El colon ascendente se halla en la posición vertical de la parte derecha del abdomen. El colon transverso cruza horizontalmente el abdomen por debajo del hígado, el estómago y el bazo. Se extiende a partir de la flexura hepática hasta la flexura esplénica. El colon descendente está situado en posición vertical en la parte izquierda del abdomen. El colon sigmoides sigue en dirección descendente hasta convertirse en el recto, que acaba en el canal anal.

Músculos del abdomen

Partes anterior y lateral de la pared abdominal
Cuatro pares de músculos, dispuestos en cuatro capas, conforman la parte lateral y anterior de la pared abdominal.

1. El **recto anterior del abdomen** es el músculo más superficial de la pared abdominal. Se trata de un músculo ancho y plano.

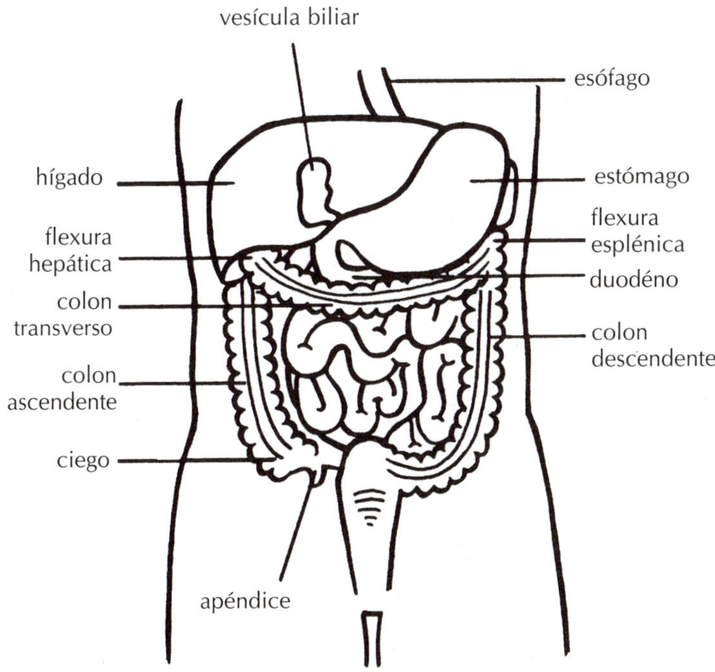

EL SISTEMA DIGESTIVO

Origen: hueso púbico y sínfisis púbica.

Inserción: costillas inferiores y esternón.

Función: flexión del tronco (inclinación hacia delante como en el caso de los abdominales).

2. El **oblicuo externo**.

Origen: costillas inferiores.

Inserción: cresta ilíaca.

Función: inclinación lateral del tronco (contracción de un costado), compresión del abdomen (contracción de ambos costados).

3. El **oblicuo interno** se halla en la parte profunda del oblicuo externo.

Origen: cresta ilíaca y vértebras lumbares.

Inserción: costillas inferiores.

Las fibras del oblicuo interno forman ángulos rectos con las del oblicuo externo.

Función: idéntica a la del oblicuo externo.

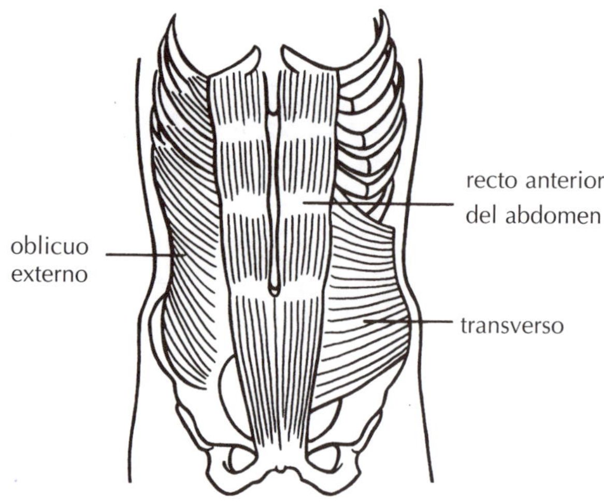

MÚSCULOS ABDOMINALES

4. El **transverso** es el músculo más profundo de la pared abdominal. Sus fibras forman un ángulo recto con las del recto anterior del abdomen.

Origen: cresta ilíaca y vértebras lumbares.

Inserción: la línea blanca (un fuerte cordón tendinoso que se extiende desde el esternón hasta la sínfisis púbica. Su aspecto es el de una costura en la parte media del abdomen, que durante el embarazo se pigmenta).

Función: comprime el abdomen.

Los músculos que conforman la parte posterior de la pared abdominal son los siguientes: **oblicuo interno, transverso, cuadrado lumbar** y el **psoas**.

5. El **psoasiliaco** (*psoa* = músculo del lomo).

Origen: parte anterior de las vértebras lumbares.

Inserción: fémur (extremo interior).

Función: flexión y rotación laterales (giro de la cadera hacia fuera); flexión de la columna.

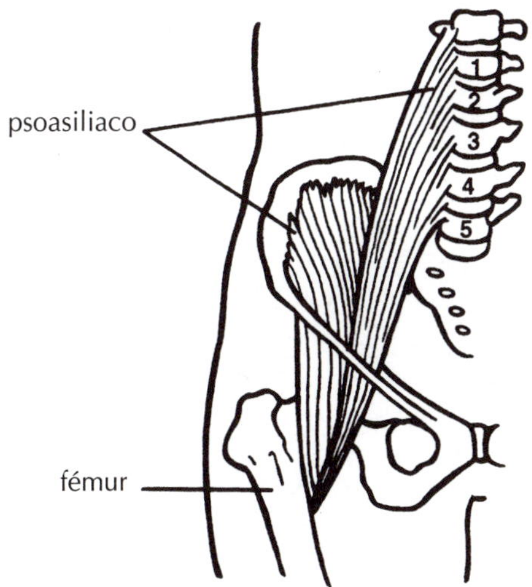

PSOASILIACO

La parte superior del pecho y el cuello

Músculos del pecho y el cuello

1. El **pectoral mayor** es el principal músculo de la zona del pecho.
   Origen: clavícula, esternón y costillas superiores.
   Inserción: parte superior del húmero.
   Función: rotación interna del brazo, es decir, lleva el brazo a través del pecho; aducción del brazo.

   La tirantez del músculo **pectoral** genera sensibilidad en la zona del pecho y cuando se produce en el costado izquierdo puede dar la impresión de existencia de dolencia coronaria. De todas formas, todo dolor en el pecho debe consultarse con un médico.
   Entre otros músculos del pecho citaremos el **pectoral menor**, situado bajo el pectoral mayor, y el músculo **subclavio**.

2. El **esternocleidomastoideo** (*sternum* = hueso del pecho, *cleido* = clavícula, *mastoid* = protuberancia mastoides del hueso temporal del cráneo) es uno de los principales y mayores músculos del cuello.
   Origen: esternón y clavícula.

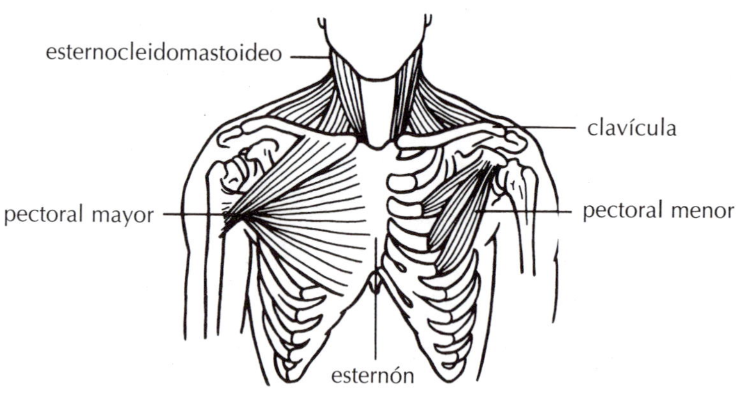

MÚSCULOS DEL PECHO Y EL CUELLO

Inserción: hueso temporal (protuberancia mastoides), es decir, detrás de la oreja, en la parte posterior de la cabeza.

Función: la contracción de ambos lados produce la flexión de la cabeza (inclinación de ésta hacia delante); la contracción de uno de sus lados permite a la cabeza girar de un lado a otro e inclinarla hacia el hombro.

Cuando se contrae espasmódicamente dicho músculo produce la dolencia denominada «tortícolis».

Entre otros músculos del cuello citaremos el **elevador escapular**, el **esplenio de la cabeza**, el **semiespinal** y el **largo de la cabeza**.

Músculos del rostro

Existe un gran número de músculos que contribuyen en las expresiones faciales, en el movimiento de la mandíbula inferior, de los globos oculares, en la acción de masticar y hablar. Entre los principales encontramos:

1. El **occipitofrontal**, que levanta las cejas y arruga la frente.
2. El **orbicular de los párpados**, que cierra los ojos.

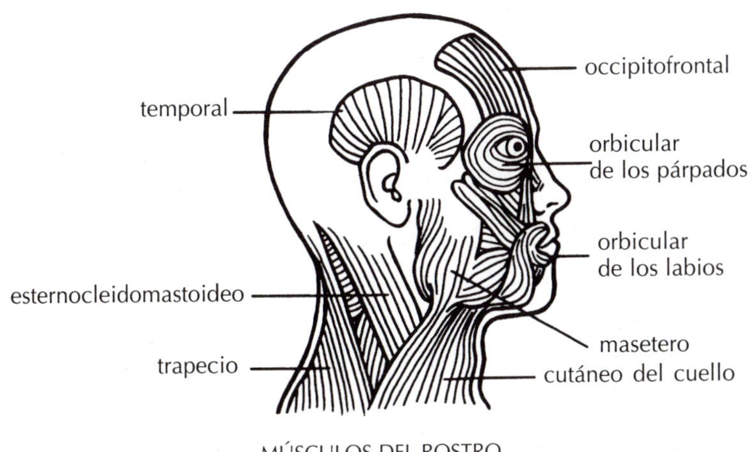

MÚSCULOS DEL ROSTRO

3. El **orbicular de los labios**, que rodea la boca y cierra los labios.
4. El **bucinador**, el mayor de los músculos de la mejilla, que permite la sonrisa y la acción de soplar cuando se toca la trompeta.
5. El **masetero**, que cierra la mandíbula en la acción de masticar.
6. El **temporal**, que también cierra la mandíbula y contribuye en la masticación.

Guía fácil de masaje

Índice